U0333185

让孩子不生病的
推拿按摩

孙平 主编

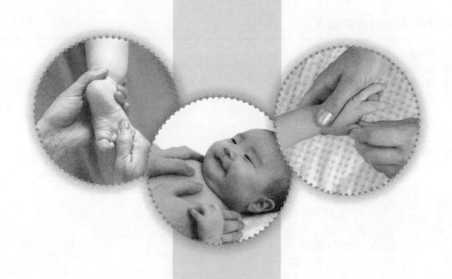

江苏凤凰科学技术出版社

图书在版编目（CIP）数据

让孩子不生病的推拿按摩 / 孙平主编 . -- 南京：
江苏凤凰科学技术出版社，2020.5
ISBN 978-7-5713-0597-0

Ⅰ.①让… Ⅱ.①孙… Ⅲ.①小儿疾病－推拿②小儿
疾病－按摩疗法（中医）Ⅳ.①R244.1

中国版本图书馆 CIP 数据核字 (2019) 第 224830 号

让孩子不生病的推拿按摩

主　　　编	孙　平	
责 任 编 辑	樊　明	倪　敏
责 任 校 对	杜秋宁	
责 任 监 制	方　晨	

出 版 发 行	江苏凤凰科学技术出版社
出版社地址	南京市湖南路 1 号 A 楼，邮编：210009
出版社网址	http://www.pspress.cn
印　　　刷	天津旭丰源印刷有限公司

开　　　本	718mm×1 000mm　　1/16
印　　　张	15
插　　　页	1
字　　　数	200 000
版　　　次	2020年5月第1版
印　　　次	2020年5月第1次印刷

标 准 书 号	ISBN 978-7-5713-0597-0
定　　　价	35.00元

图书如有印装质量问题，可随时向我社出版科调换。

目录

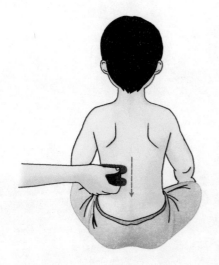

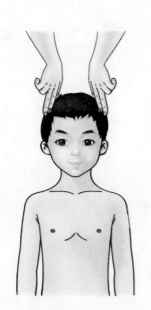

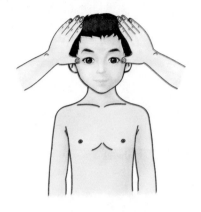

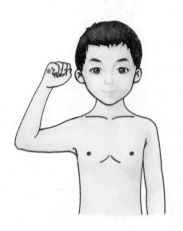

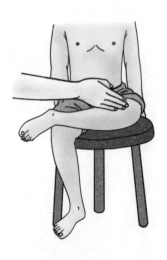

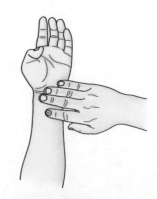

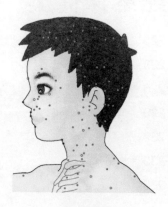

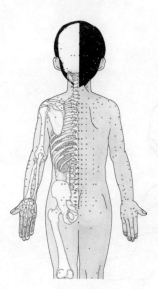

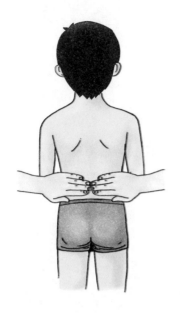

第三章
疏通经络保健康

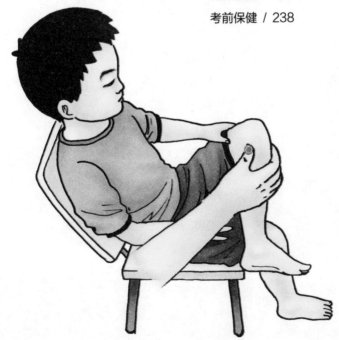

父母给孩子一生健康的保证

每一位父母都希望孩子能健健康康、长命百岁。当孩子身体感到不适时，父母的手很自然会去按摩孩子不舒服的地方，如孩子肚子痛时会揉揉他的肚子，孩子颈痛时会按按他的颈部，头痛时会揉按他的头部。随着时间的发展和实践的深入，人们发现了有效治疗病痛的穴位和反射区，从而形成了自成系统的小儿推拿、特效穴位按摩、刮痧等中医疗法。

中医学说源远流长、博大精深，几千年来自成体系，在小儿疗法方面积累了大量的临床经验，如通过推拿、刮痧、针灸、拔罐等不同手法的运用，为小儿通经络、平阴阳、和营卫、理气血、调脏腑，治疗疾病和养生保健。

人体是以五脏（心、肺、肝、脾、肾的总称）为中心，通过经络联络全身的有机整体。推拿、刮痧等手法可以改善孩子身体经络、气血运行，让经络畅通、气血流畅。只有血脉通了、气通和、心气通畅、胃肠通畅，这样孩子才能吃得下、睡得着、长得快，身体健康。

同时，中医疗法入门简单，不需理解艰深的知识，不必使用专业的医疗器材，父母只要找到正确的穴位及反射区，学会简单的推拿、刮痧等手法，熟练之后就能在家轻轻松松为孩子保健治病，且效果显著。

本书从广大父母的需求出发，为新手父母们重点介绍中医疗法中简单、易操作的小儿推拿按摩技巧、刮痧手法，分析孩子身体不同发展阶段的生理特点，以脉络学说作为主导理论，以日常食物疗养为辅，并运用简洁清晰的图解形式为新手父母们提供各种小儿疾病的中医疗法。同时，根据孩子的生活、学习特点，为孩子制订专门的中医日常保健养生法，让父母少担心、更放心。

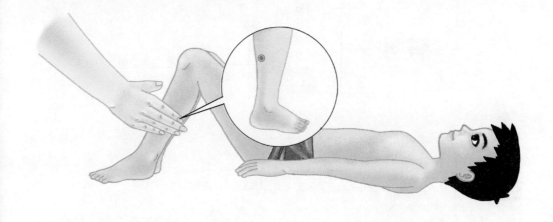

经络系统表

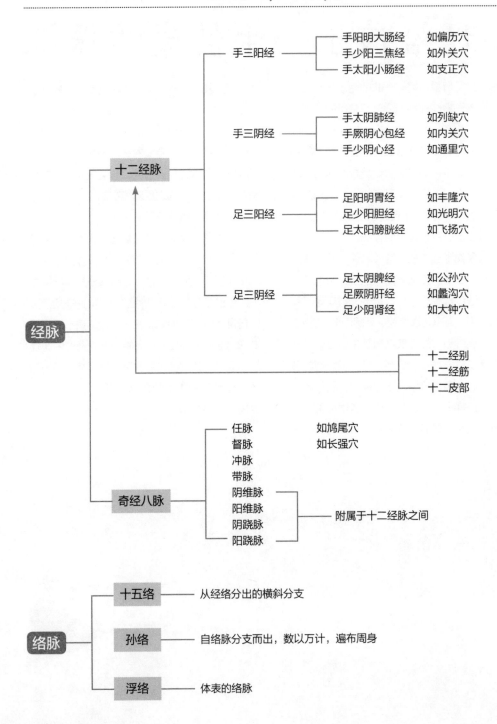

经脉

十二经脉

手三阳经
手阳明大肠经　　如偏历穴
手少阳三焦经　　如外关穴
手太阳小肠经　　如支正穴

手三阴经
手太阴肺经　　如列缺穴
手厥阴心包经　　如内关穴
手少阴心经　　如通里穴

足三阳经
足阳明胃经　　如丰隆穴
足少阳胆经　　如光明穴
足太阳膀胱经　　如飞扬穴

足三阴经
足太阴脾经　　如公孙穴
足厥阴肝经　　如蠡沟穴
足少阴肾经　　如大钟穴

十二经别
十二经筋
十二皮部

奇经八脉
任脉　　如鸠尾穴
督脉　　如长强穴
冲脉
带脉
阴维脉
阳维脉　　附属于十二经脉之间
阴跷脉
阳跷脉

络脉

十五络　　从经络分出的横斜分支

孙络　　自络脉分支而出，数以万计，遍布周身

浮络　　体表的络脉

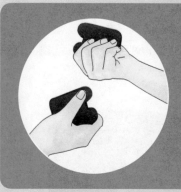

第一章

基本常识初入门

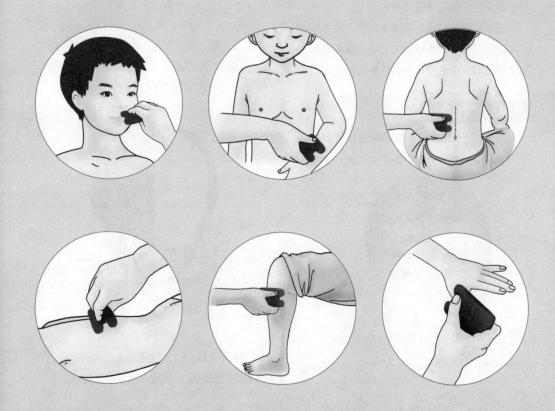

小儿推拿的基本常识

推拿须知

适宜年龄： 适用于 5 岁以下幼儿，对婴幼儿效果更好。实际操作中，对 18 岁以下的小儿疾病，都可以尝试运用推拿法来治疗和保健。

推拿步骤： 一般先从头部和面部开始，其次是上肢，然后是胸部、腹部、腰部、背部，最后是下肢；先推主穴，再推配穴。

推拿次数： 一般每日 1 次。对于急性热病，可以每日 2 次，每次 15~20 分钟。

推拿禁忌： 诊断不明的急性病症不宜推拿。各种皮肤病患处、恶性肿瘤的局部、烧烫伤和皮肤破损处、骨折早期未愈合的局部和截瘫患儿初期不适用推拿；患有出血性疾病、急性传染病的小儿不宜推拿。

注意事项： 父母应该洗净双手，双手搓暖后再进行推拿；指甲要圆润，防止推拿时伤到孩子的皮肤；推拿过程中，注意给孩子保暖。

推拿穴位和手法

开天门： 以两手大拇指指面或桡侧面自下而上，交替直推两眉中间至前发际一条线。

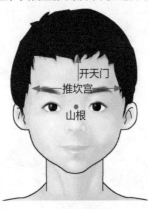

推坎宫： 以两手大拇指指面或桡侧面自眉头向眉梢一条线方向分推。

揉太阳穴： 以两手大拇指指面或中指指面按揉眉后凹陷处。

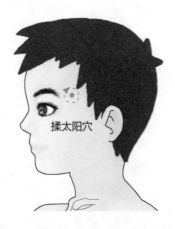

掐山根： 以大拇指指甲掐鼻根处。

揉耳后高骨： 以两手大拇指指面或中指指面揉耳后高骨微下凹陷处。

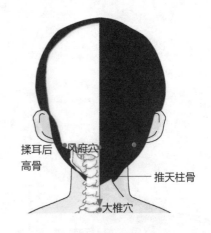

推天柱骨： 以大拇指指面或食指指面自枕骨下沿后发际正中风府穴向下推至大椎穴。

揉乳根穴、乳旁穴：分别以中指和食指指面按揉乳头下 2 分处的乳根穴和乳头旁 2 分处的乳旁穴。

摩腹：以手掌面或手指指面按顺时针或逆时针方向摩腹 5 分钟。

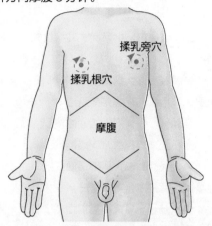

推七节骨：以大拇指指面或食指、中指指面自第四腰椎推至尾骨端，称为推下七节骨；自尾骨端推至第四腰椎称为推上七节骨。

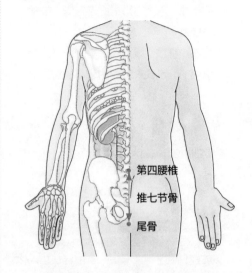

分腹阴阳：以两手大拇指或桡侧面自中脘穴向两肋下软肉处分推。

揉丹田：以大拇指指面揉小腹部肚脐下 2 寸与 3 寸之间的丹田。

揉脐：以大拇指指面揉肚脐正中。

拿肚角：以两手大拇指指面与食指、中指指面提拿腹部两侧之肚筋，即肚角。

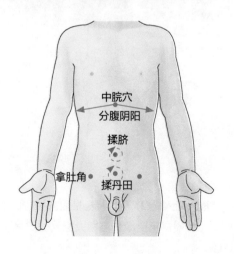

揉龟尾：以大拇指指端或中指指端揉尾骨端下方凹陷处。

捏脊：以大拇指桡侧缘抵住皮肤，食指、中指前按，3 指同时用力提拿皮肤，从尾骨端捏至大椎穴 3~5 遍。

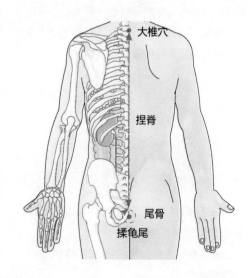

掐十王：以大拇指指甲依次掐十指尖端。

掐揉四横纹：以大拇指指甲依次掐食指、中指、环指、小指第一指间关节横纹处。

推四横纹：以大拇指指面推食指、中指、环指、小指第一指间关节横纹处。

按揉掌小横纹：以大拇指指端或中指指端按揉小指根下、掌纹尺侧头的掌小横纹处。

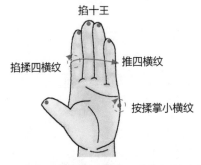

补脾经：用左手大拇指、食指捏住小儿大拇指，使其微屈，用右手大拇指自小儿大拇指指尖至指根。

清脾经：用左手大拇指、食指捏住小儿大拇指，使其伸直，用右手大拇指自小儿大拇指指根推至指尖。

补胃经：以大拇指指面或桡侧面推大鱼际桡侧缘，自指根向腕横纹呈一横线。

清胃经：以大拇指指面或桡侧面推大鱼际桡侧缘，自腕横纹向指根呈一横线。

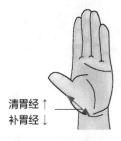

补肝经：自食指指尖向其掌面末节指纹方向直推。

清肝经：自食指掌纹面末节指纹向指尖方向直推。

补心经：自中指指尖向其掌面末节指纹方向直推。

清心经：自中指掌面末节指纹向指尖方向直推。

补肺经：自环指指尖向其掌面末节指纹方向直推。

清肺经：自环指掌面末节指纹向指尖方向直推。

补肾经：以大拇指指面或桡侧面，自小指掌面末节指纹向指尖方向直推。

清肾经：以大拇指指面或桡侧面，自指尖向小指掌面末节指纹方向直推。

补大肠经：以大拇指指面或桡侧面，自食指桡侧缘指尖推至指根呈一直线。

清大肠经：以大拇指指面或桡侧面，自食指桡侧缘指根推至指尖呈一直线。

补小肠经：以大拇指指面或桡侧面，自小指尺侧缘指尖推至指根呈一直线。

清小肠经：以大拇指指面或桡侧面，自小指尺侧缘指根推至指尖呈一直线。

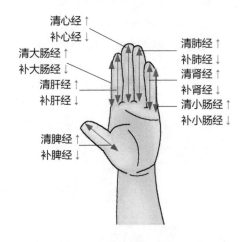

推天门入虎口：以大拇指指面或桡侧面，在小儿大拇指尺侧缘，自指尖推至虎口呈一直线。

揉内劳宫穴：以大拇指指端或中指指端揉手掌心。屈指时，中指与环指中间凹陷处，即内劳宫穴。

揉小天心：以大拇指指端或中指指端揉大小鱼际交界处凹陷中的小天心。

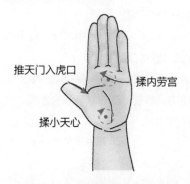

顺运内八卦：以大拇指指面或中指指面，顺卦次运内八卦，即以手掌心为圆，从掌心到中指指根的2/3为半径的圆圈。

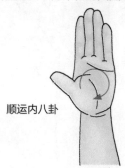

逆运内八卦：以大拇指指面或中指指面，逆卦次运内八卦，即以手掌心为圆心，从掌心到中指指根的2/3为半径的圆圈。

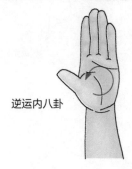

揉板门：以大拇指指端或中指指端揉手掌大鱼际平面的中央。

推板门：以大拇指指面或桡侧面推手掌大鱼际平面，自指根推向腕横纹称为板门推向横纹，反之则称为横纹推向板门。

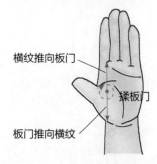

运土入水：以大拇指指面或桡侧拇指指面，自大拇指尖端，经手掌边缘、小指掌面稍偏尺侧，运至小指指尖呈一直线。

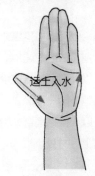

运水入土：以大拇指指面或桡侧拇指指面，自小指指尖，经手掌边缘、小指掌面稍偏尺侧，运至大拇指尖端呈一直线。

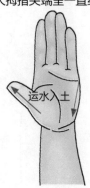

分推大横纹：以两手大拇指指面或桡侧面，自手掌掌后横纹中间向两侧分推。

按揉总筋：以大拇指或中指指端按揉腕横纹的中点总筋。

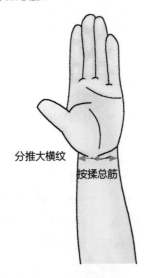

揉二人上马：以大拇指指端或中指指端揉手背第四、五掌指关节后凹陷中。

揉一窝风：以大拇指指端或中指指端揉手背腕横纹正中凹陷处的一窝风。

揉膊阳池：以大拇指指端或中指指面揉手背腕横纹正中后上 3 寸处。

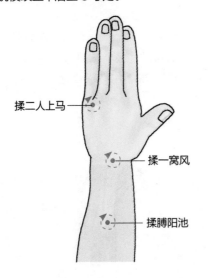

掐端正穴：以大拇指指甲掐中指指甲两侧 1 分处的端正穴。

掐老龙穴：以大拇指指甲掐中指指甲根中点上 1 分处的老龙穴。

掐揉五指节：以大拇指指甲依次掐揉掌背五指第一指关节处。

揉二扇门：以食指、中指揉手背中指本节两旁凹陷处的二扇门。

揉外劳宫穴：以大拇指指端或中指指端揉手背中央，第三、四节掌骨间的外劳宫穴，与内劳宫穴相对。

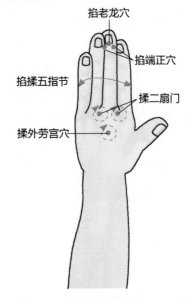

推涌泉穴：以大拇指指面自后向前推足掌心前凹陷中的涌泉穴。

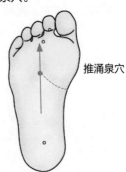

揉涌泉穴： 以大拇指或中指指端揉足掌心前凹陷中的涌泉穴。

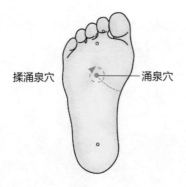

揉涌泉穴 —— 涌泉穴

推三关： 以大拇指桡指侧或食指、中指指面，自前臂桡侧、从腕横纹推至肘横纹呈一条直线。

清天河水： 以大拇指桡侧面或食指、中指指面，自前臂掌侧正中，从腕横纹至肘横纹呈一条直线。

退六腑： 以食指、中指指面，在前臂尺侧，从肘尖至腕横纹呈一条线。

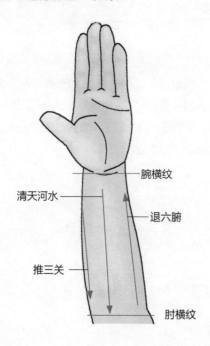

腕横纹

清天河水 —— 退六腑

推三关 —— 肘横纹

掐威灵穴、精宁穴： 以大拇指指甲掐手背第二、三掌骨骨缝间的威灵穴；以大拇指指甲掐手背第四、五掌骨骨缝间的精宁穴。

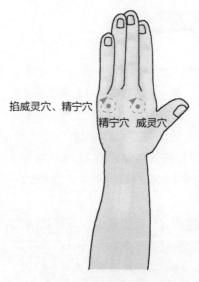

掐威灵穴、精宁穴 —— 精宁穴 威灵穴

推箕门穴： 以食指、中指指面，在大腿内侧面，从膝上缘推至腹股沟呈一直线。

按揉百虫窝穴： 以大拇指指端或中指指端按揉膝内上缘，血海穴上 2 寸处。

按揉足三里穴： 以大拇指指端按揉位于髌韧带外侧凹陷处正中下 3 寸处。

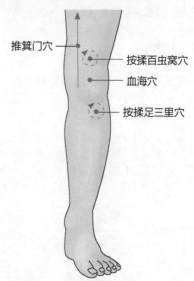

推箕门穴 —— 按揉百虫窝穴

血海穴

按揉足三里穴

特效穴位的基本常识

推拿前

　　1. 清洁手部：推拿前，父母要洗净双手，剪短指甲，并将戒指取下，避免伤及孩子肌肤。另外，在孩子的身上涂抹一些痱子粉或滑石粉，以避免损伤孩子柔嫩的肌肤。

　　2. 搓热孩子的手掌：推拿前最好帮孩子搓热双手，或者让孩子将双手搓热，可提高疗效。

推拿中

　　1. 姿势舒适：让孩子尽量采取最舒适的姿势，可避免因不良的姿势所引起的酸麻感觉。

　　2. 力度平稳：按摩力度不应忽快忽慢，宜平稳、缓慢进行。

推拿后

　　1. 记得喝水：推拿完后可让孩子喝适量温开水，可促进新陈代谢，有促进排毒的疗效。

　　2. 避免浸泡冷水：父母不可立刻用冷水给孩子洗手和洗脚。一定要用温水将孩子的手脚洗净，且双脚要注意保暖。

推拿手法

　　按法：这是最常用的推拿手法，动作简单易学。

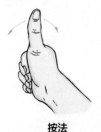

按法

摩法：这是推拿手法中最轻柔的一种，力度仅仅限于皮肤表面及皮下。

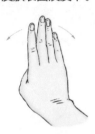

摩法

　　推法：这也是推拿手法中常用的一种，力度较重。

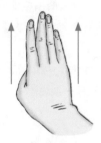

推法

　　捏拿法：以大拇指和其余手指指端，像是要抓起东西的样子，稍用力提起肌肉，这是拿法；而捏法是用大拇指和食指把皮肤和肌肉捏起来。

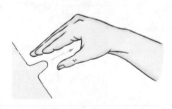

捏拿法

父母必学的 *15* 个特效穴位

风池穴

主治：感冒和头痛

合谷穴
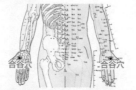
主治：牙痛和扁桃体炎

足三里穴
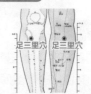
主治：神经痛和胃病

攒竹穴

主治：眼痛和呃逆

三阴交穴
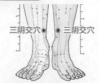
主治：哮喘和食欲不振

中渚穴
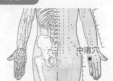
主治：耳痛和落枕

长强穴
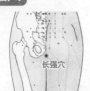
土治：便秘和腹泻

委中穴
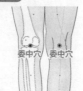
主治：腰痛和中暑

迎香穴
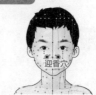
主治：鼻炎和鼻出血

内庭穴
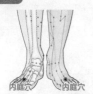
主治：牙痛和腹泻

涌泉穴

主治：中暑和头痛

丰隆穴
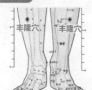
主治：眩晕和咳嗽

天枢穴
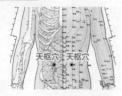
主治：痢疾和消化不良

瞳子髎穴
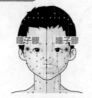
主治：眼痛和眼麻痹

曲池穴
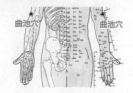
主治：感冒和湿疹

17

小儿刮痧的基本常识

刮痧须知

1. 刮痧时，要选择空气清新、冷暖适宜的室内环境，注意避免风寒侵袭，以免引发新的病症。父母给孩子刮痧后，要让孩子在室内待一段时间再自由活动。

2. 刮拭穴位时要刮到出痧为止，但也不能片面要求出痧而过度用力刮拭。

3. 在刮痧过程中，父母若是给孩子刮拭的部位不准确或手法不当，均无副作用，父母可安心操作。

4. 刮痧后，父母要让孩子饮一杯温开水，帮助其新陈代谢。

刮痧步骤

1. 将刮痧油涂抹在孩子患处或者治病穴位范围内的经络线上。刮痧的区域一般以穴位为中心，总长度为3~5寸，以大于穴区范围为原则。如果需要刮拭的经脉过长，可以分段刮拭。刮痧板与刮痧方向皮肤间的夹角应该小于45度；在疼痛敏感的部位，最好小于15度。

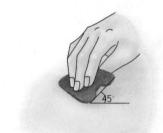

刮痧区域

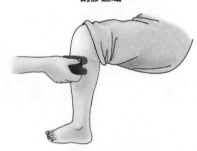

可分段刮拭

2. 用刮痧板顺次刮痧。身体刮痧的顺序一般为：先刮拭头面部，而后从上到下刮拭身体，先腰背后胸腹，先躯干后四肢，先阳经后阴经。双手、双足由上而下，脸部、胸部由内而外，头部、背部由上而下。任何病症都要先刮拭颈椎，再刮其他患处。

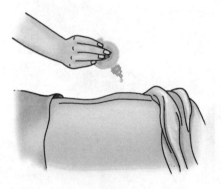

涂刮痧油

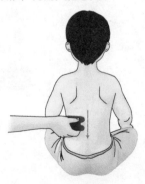

刮痧顺序

3. 父母给孩子的一次刮痧时间一般在10~15分钟，同时也要视孩子的身体状况而定。刮拭过程中不要用力过猛，以免损伤孩子的肌肤，但要保持一定的压力，且用力均匀，这样才能起到刮痧的效果。根据刮痧的部位不同，可适时改变刮痧力度。

4. 第二次刮痧需要等无痛感时才能再刮。直到患处无痧出现，那么病症才算痊愈了。

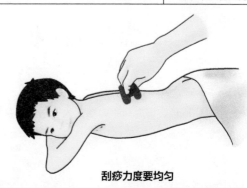

刮痧力度要均匀

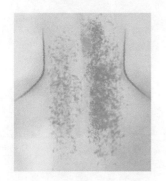

出痧

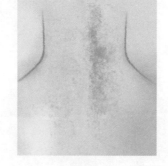

退痧

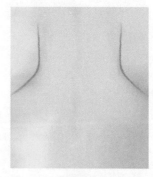

无痧

刮痧后的反应	
正常反应	刮拭部位出现不同颜色、形态的痧，颜色有鲜红色、暗红色、紫色及青黑色，形态有斑块状、水疱样、包块状或结节状属于正常反应。
	刮痧半小时后皮肤表面的痧逐渐融合，呈现出一片的痧，深部色块样的痧逐渐消失。12小时后，色块样的痧变成青紫色或青黑色属于正常反应。
	5~7天后痧点慢慢消退。胸背部、上肢部、颜色较浅的痧都容易消退，腹部、下肢部、颜色较深的痧则不容易消退，也属于正常反应。
异常反应	刮痧24小时内有短时间疲劳、全身低热属于异常反应，出现的原因是体质虚弱、刮痧时间过长、力度过重。适度休息即可恢复正常，不用采取特别的预防措施，平时注意增强孩子的体质。
	刮痧治疗结束后，刮拭部位皮肤出现肿胀、灼热等不适感觉，两天后还没有消退属于异常反应。引起的原因是刮拭时间太长、力度太重。可在刮痧24小时后进行局部热敷，并且再次刮痧时应适当减少刮拭时间，减小刮拭力度。
	孩子出现头晕目眩、面色苍白、心悸出冷汗、四肢发冷、恶心欲吐，甚至出现血压下降、神志昏迷，这种情况就是晕刮，也是严重异常反应。引起的原因是孩子存在紧张情绪，或者在空腹、过度疲劳等情况下进行刮痧，或者刮拭时间太长、力度太重、刮拭部位太多。一旦出现这种反应，应立即停止刮拭，给孩子喝温开水或糖水，用刮痧板角部点按其百会穴、水沟穴、内关穴、足三里穴、涌泉穴，并消除孩子对刮痧的紧张情绪。

刮痧握板及运板方法

握板方法

刮痧板的长边横靠在手掌心，大拇指和其余四个手指分别握住刮痧板的两边，刮痧时用手掌心的部位向下按压。

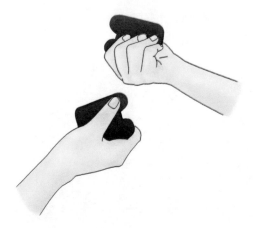

运板方法

1. 面刮法

刮拭时，用刮痧板的 1/3 边缘接触皮肤，刮痧板向刮拭的方向倾斜 45 度，用腕力多次向同一方向刮拭。适用于身体较平坦的部位。

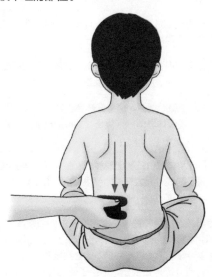

2. 角刮法

用刮板角部在穴位上刮拭,刮痧板面与皮肤呈45度。适用于肩背部的肩贞穴及胸部的中府穴、云门穴等穴。

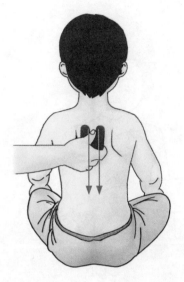

3. 点按法

刮痧板角部与穴位呈90度,由轻到重,用刮痧板棱角点按刮拭。适用于骨骼凹陷处、关节部位及肌肉丰满处。

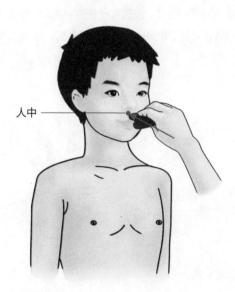

人中

4. 疏理经气法

沿经脉的运行部位，用刮痧板自上而下刮拭，一次刮痧面宜长。

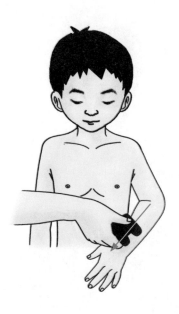

5. 按揉法

按揉法有两种方式，依据刮痧板的方向不同，可以分为平面按揉法和垂直按揉法。

平面按揉法：刮痧板的倾斜角度小于 20 度，按压在孩子的穴位上，做柔和、缓慢的旋转运动。

垂直按揉法：刮痧板的边缘垂直按压在孩子的穴位上，做柔和、缓慢的旋转运动。

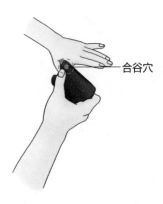

平面按揉法

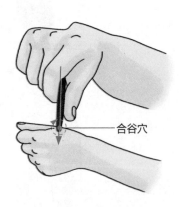

垂直按揉法

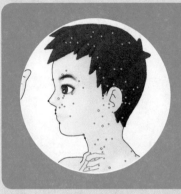

第二章

推拿按摩治百病

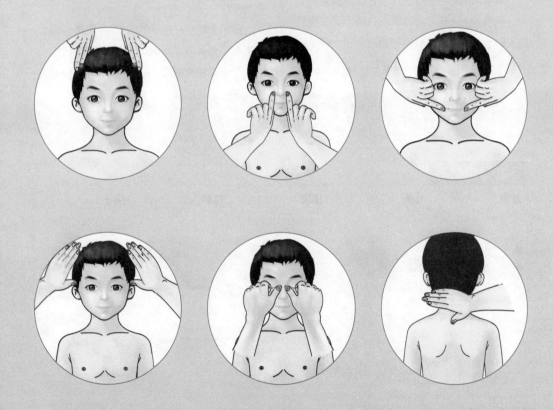

头痛

引起孩子头痛的原因有很多，饮食不当、天气变化、疲劳甚至烦恼等都容易引起头痛症状。针对不同的发病原因，家长对孩子的治疗方式也有所不同。

推拿疗法

1. 抹太阳穴至风池穴，两侧各 30~50 次。
2. 拿捏风池穴、肩井穴（刺激比较强）20~30 次。
3. 重复抹印堂穴至攒竹穴、鱼腰穴、太阳穴 10 次，每日 1~2 次，7 日为 1 个疗程。

特效穴位

列缺穴

属手太阴肺经经脉的穴位，在桡骨茎突上方，腕横纹上 1.5 寸处。即左右两手虎口相互交叉时，当一只手的食指指端压在另一只手的手腕后桡骨茎突上之小凹窝处，约距腕关节 1.5 寸处。

父母用食指指腹揉按，或用食指指甲尖掐按，先左手后右手，每次各揉（掐）按 1~3 分钟。

头维穴

属足阳明胃经经脉的穴位，位于头侧部额角发际中，在发际点向上一指宽处（当额角发际上 0.5 寸，头正中线旁开 4.5 寸），嘴动时该处肌肉也会动。

患儿在瞬间吐尽空气的同时，父母用双手大拇指指腹强压，每秒按压 1 次，如此重复 10~20 次。

鱼际穴

属手太阴肺经经脉的穴位，手掌掌心朝上，在第一掌骨中点之桡侧，赤白肉的交际处。

父母弯曲大拇指，以指甲尖垂直轻轻掐按，每次左右手各掐揉 1~3 分钟。

推荐食材

草鱼	山药	核桃	柑橘	桃子

取穴技巧

列缺穴

父母让患儿将双手拇指张开，两手虎口接合成交叉形。患儿一手食指压在另一手桡骨茎状突起上部，食指指尖到达的位置即是。

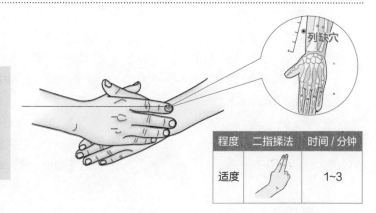

程度	二指揉法	时间 / 分钟
适度		1~3

头维穴

额角发际

患儿正坐或仰靠、仰卧，父母食指与中指并拢，中指指腹位于头侧部额角发际发际点处，食指指腹所在处即是。

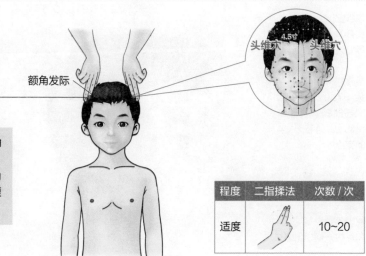

程度	二指揉法	次数 / 次
适度		10~20

鱼际穴

父母以一手手掌轻握患儿手背，弯曲大拇指，以指甲尖垂直下按第一掌骨桡侧中点的肉际处即是。

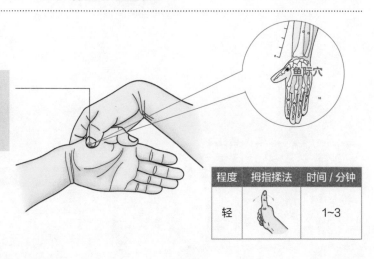

程度	拇指揉法	时间 / 分钟
轻		1~3

食疗保健

忌食：巧克力、咖啡。

多食：鲜鱼、动物肝脏。

1. 川芎三钱，白芷三钱，煎服或研末吹鼻。

2. 薄荷液：将干燥的薄荷叶放入热水中，煮 3 分钟，让患儿喝下煮出的薄荷液。

刮痧疗法

第一步，不同的头痛有不同的刮拭顺序。若孩子为偏头痛，则从太阳穴开始刮至天柱穴；头顶痛则按照从百会穴到头维穴的顺序刮拭；后脑痛则应该先刮拭完骨穴、风池穴、天柱穴一带。

第二步，刮拭从头侧至肩井穴一带。

第三步，用平面按揉法刮拭合谷穴。合谷穴位于第一、第二掌骨间。

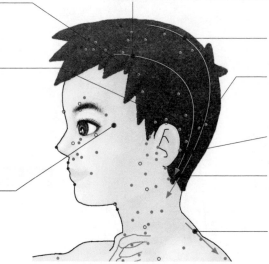

头维穴
额角发际上0.5寸处，头正中线旁开4.5寸

率谷穴
头部耳尖直上入发际1.5寸处

悬厘穴
头部发际上，头维穴与曲鬓穴弧形连线的上3/4与下1/4的交点处

太阳穴
眉梢与目外眦之间，向后约一横指凹陷处

百会穴
头顶部，前发际正中直上5寸

完骨穴
头部，耳后乳突的后下方凹陷处

风池穴
项部枕骨下，胸锁乳突肌与斜方肌上端之间的凹陷处

天柱穴
项部，后发际正中旁开1.3寸处

肩井穴
肩上，前直乳中，当大椎穴与肩峰端连线的中点处

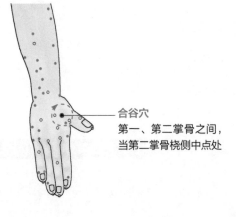

合谷穴
第一、第二掌骨之间，当第二掌骨桡侧中点处

时间	运板	次数
10~15 分钟	面刮法 平面按揉法	20~30 次 / 步

感冒

感冒是孩子发病率相当高的病症之一，四季常有。感冒多因六淫之邪和流行病毒侵入肺部引起，主要表现为发热、鼻塞、流涕、咳嗽、头痛等症状，进而出现全身乏力、头晕目眩、呕吐泻痢、口黏苔腻等症状。

推拿疗法

1. 推天门，用两大拇指从眉心起，交替向上至前发际推 100~150 次。

2. 推坎宫，用两大拇指从眉弓至眉梢分推 100~150 次。

3. 按揉太阳穴 100~150 次，揉耳后高骨 100~150 次。

特效穴位

身柱穴

属督脉的穴位，在人体后背部的正中线上，第三胸椎棘突下凹陷处。

父母把食指叠加在中指指背上，一起用力揉按患儿穴位，患儿有刺痛的感觉。每次左右手各揉按 3~5 分钟，先左后右。

风府穴

属督脉的穴位，位于后颈部，当后发际正中直上 1 寸，枕外隆凸直下，两侧斜方肌之间凹陷处。

父母大拇指指尖相互叠加向下，用指腹（或指尖）揉按患儿穴位，患儿有酸痛、胀麻的感觉。每次揉按 1~3 分钟。

太渊穴

属手太阴肺经经脉上的穴位，手掌心朝上，腕横纹桡侧，横动脉搏动处；或大拇指立起时，有大筋竖起，筋内侧凹陷处就是此穴位。

父母弯曲拇指，以拇指指甲尖垂直轻轻掐按，每次左右各掐按 1~3 分钟。

推荐食材

葱白	鸡蛋	生姜	牛奶	苹果
	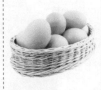	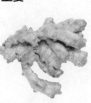	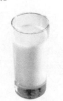	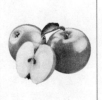

取穴技巧

身柱穴

患儿背坐或俯卧，父母将手放在患儿背后正中线，第三胸椎棘突下凹陷中，中指指腹所在位置即是该穴位。

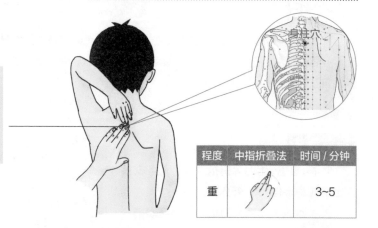

程度	中指折叠法	时间 / 分钟
重		3~5

风府穴

患儿背坐或俯卧，父母伸左手置于患儿后脑处，掌心向头，扶住后脑勺，四指指尖向头顶，拇指指尖所在位置即是穴位。

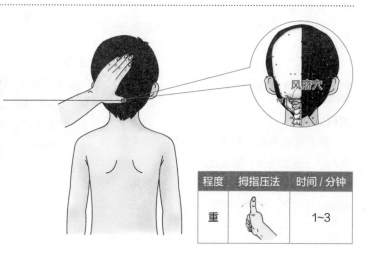

程度	拇指压法	时间 / 分钟
重		1~3

太渊穴

父母以一手手掌轻握患儿手背，拇指置于腕横纹上，弯曲拇指，大拇指指甲尖垂直下按处就是该穴位。

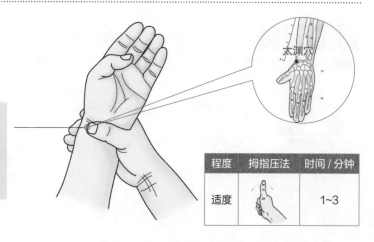

程度	拇指压法	时间 / 分钟
适度		1~3

食疗保健

忌食：浓茶、冷饮、辛辣食物。

多食：西红柿、酸奶、坚果。

红糖蛋花汤：鸡蛋在碗中打匀，并将煮沸的红糖水倒入盛有鸡蛋的碗中。1岁以上的孩子可再加1片生姜，能祛寒暖胃，且利于消化吸收，多用于风寒感冒。

刮痧疗法

第一步，用单角刮法刮拭风池穴，并用面刮法刮颈部大椎穴及肺俞穴。

第二步，用单角刮法刮前胸部中府穴，由内而外。

第三步，用面刮法从上而下刮拭手臂孔最穴、合谷穴，并用同样的方法刮拭小腿正前方的足三里穴。

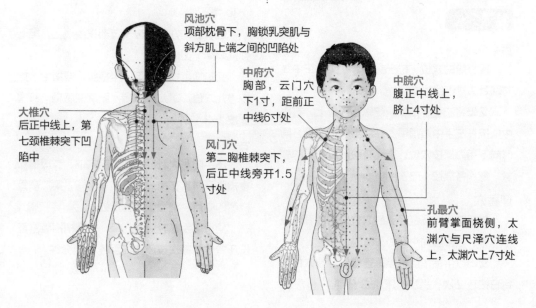

风池穴
项部枕骨下，胸锁乳突肌与斜方肌上端之间的凹陷处

中府穴
胸部，云门穴下1寸，距前正中线6寸处

中脘穴
腹正中线上，脐上4寸处

大椎穴
后正中线上，第七颈椎棘突下凹陷中

风门穴
第二胸椎棘突下，后正中线旁开1.5寸处

孔最穴
前臂掌面桡侧，太渊穴与尺泽穴连线上，太渊穴上7寸处

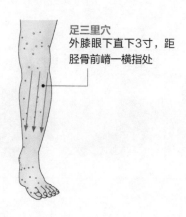

足三里穴
外膝眼下直下3寸，距胫骨前嵴一横指处

时间	运板	次数
10~15分钟	面刮法 角刮法	20~30次/步

流鼻血

流鼻血是小孩经常发生的事情。由于小孩鼻子内部黏膜较柔嫩，且毛细血管丰富，所以一旦遇到意外碰撞或者小孩自己抠、挖鼻孔不慎，都很容易引起流鼻血的问题。民间有很多迅速止鼻血的偏方，父母可以多记住几个，然后根据情况给孩子止血。同时，孩子流鼻血有可能是鼻子过敏、鼻腔肿瘤、鼻息肉、急性白血病等疾病的症状，父母要格外注意，尽早带孩子去医院确诊并观察治疗。

特效穴位

百会穴

属督脉的穴位，位于头部，在头顶正中线与两耳尖端连线的交点处。

父母将左手中指按压在患儿穴位上，右手中指按在左手中指甲上，双手中指交叠，同时向下用力揉按穴位，患儿有酸胀、刺痛的感觉。每次各揉按 1~3 分钟。

迎香穴

属手阳明大肠经经脉的穴位，在鼻翼外缘中点旁、当鼻唇沟中间。

父母以中指指腹直接垂直按压患儿穴位。每日按压 2 次，每次按压 1~3 分钟。

大椎穴

属督脉的穴位，位于背部正中线上，第七颈椎棘突下凹陷中。

父母拇指指尖向下，用指腹（或指尖）揉按患儿穴位，患儿有酸痛、胀麻的感觉。每次揉按 1~3 分钟。

合谷穴

属手阳明大肠经经脉上的穴位，当拇指和食指张开时，在第一、第二掌骨间，第二掌骨桡侧的中点，稍微偏向食指处。

父母用手掌轻握患儿拳，以拇指指腹垂直按压穴位，每次按压左右手各 1~3 分钟。

推荐食材

樱桃	甘草	葡萄	西瓜	绿豆

取穴技巧

百会穴

患儿背坐，父母举双手，虎口张开，用拇指指根碰触患儿耳尖。双手中指在头顶正中相碰触所在处即是穴位。

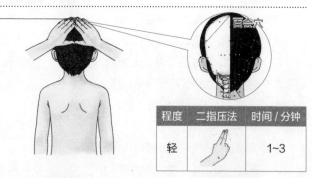

程度	二指压法	时间 / 分钟
轻		1~3

迎香穴

患儿正坐，父母双手轻握拳，食指指尖贴患儿鼻翼两侧，食指指尖所在位置即是。

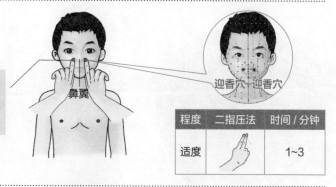

程度	二指压法	时间 / 分钟
适度		1~3

大椎穴

患儿背坐或俯卧，父母把手放在患儿颈部背后正中线上，第七颈椎棘突下凹陷中即是。

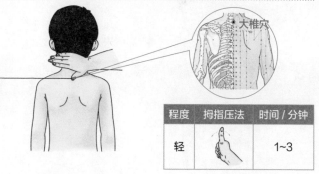

程度	拇指压法	时间 / 分钟
轻		1~3

合谷穴

患儿手轻握空拳，弯曲拇指与食指，两指指尖轻触、立拳，父母以手掌轻握患儿拳外，以拇指指腹垂直下压处即是。

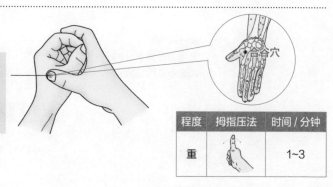

程度	拇指压法	时间 / 分钟
重		1~3

食疗保健

忌食：巧克力、薯条、桂圆。

多食：荸荠、苦瓜、绿豆汤、梨、葡萄。

1. 9 克藕节、6~9 克艾叶、9 克侧柏叶、9 克生地黄。把水放到与药面齐平，用小火煮 15 分钟左右，然后把汤药盛出，分 2 份早晚服用，一般 3~5 天即好。

2. 取白茅根 10 克、蚕豆花 10 克，煎汤代茶饮，每日一剂，15 天为 1 个疗程。

刮痧疗法

第一步，用角刮法刮拭后头部哑门穴。

第二步，用平面按揉法刮拭二间穴。

第三步，用角刮法刮拭厉兑穴。

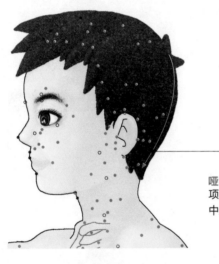

哑门穴
项部，后发际正中上0.5寸处

厉兑穴
足第二趾末节外侧，距趾甲角约1厘米处

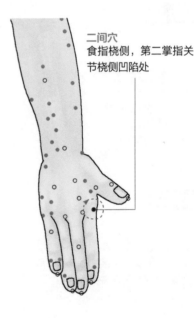

二间穴
食指桡侧，第二掌指关节桡侧凹陷处

时间	运板	次数
10~15 分钟	角刮法 平面按揉法	10~20 次 / 步

夜啼

夜啼多发于 6~7 个月的婴幼儿，最常见的是日间受惊吓，或腹痛、消化不良，或饥饿、佝偻病、蛲虫感染所致，主要症状为入睡后 15~30 分钟发作，突然惊恐、双眼直视或紧闭，呼吸急促，心跳加快，出汗，持续约 10 分钟后再入睡，或辗转反侧、烦躁不安、啼哭不止，甚至整夜难以入睡，而日间安静。

推拿疗法

1. 常用手法：清脾经 150 次，揉外劳宫穴 150 次，运内八卦 100 次，捣小天心 100 次，揉一窝风穴 100 次，按揉双侧耳后高骨 150 次，揉百会穴 100 次，摩腹、揉中脘穴各 100 次。

2. 若有便溏者为脾胃虚寒，应加推上三关 100 次；若兼烦躁不安，哭时面赤唇红者，为心经积热，应加清心经、清肝经各 150 次，揉掐五指节 150 次；若兼睡中惊惧，唇与面色乍青乍白，应加捣小天心 10~20 次。

上述推拿疗法每日 1 次，4 天为 1 个疗程。

特效穴位

三阴交穴

属足太阴脾经经脉的穴位，在小腿内侧，足内踝上缘四指宽，内踝尖正上方胫骨缘后方。

父母以拇指指尖垂直按压患儿穴位，每天早晚各 1 次，每次左右足各按压 1~3 分钟。

神阙穴

属任脉的穴位，在腹中部，肚脐的中央。

父母用左手手掌掌心对准患儿肚脐，覆盖在肚脐上，右手手掌覆盖于左手掌背，双手掌同时用力揉按穴位，患儿有酸痛感。每次左右手在下互换，各揉按 1~3 分钟。

厉兑穴

属足阳明胃经经脉的穴位，在第二趾外侧，位于趾甲生长处的边角向第三趾靠近 0.1 寸的地方。

父母以拇指指甲垂直掐按患儿穴位，每日早晚各掐按 1~3 分钟，先左后右。

推荐食材

蛋黄	豆腐	虾皮	紫菜	牛奶

取穴技巧

三阴交穴

患儿正坐，抬脚置另一腿上，父母除拇指外的四指并拢伸直，并将小指置于患儿足内踝上缘处，则食指下、内踝尖正上方胫骨边缘后方即是该穴。

内踝尖

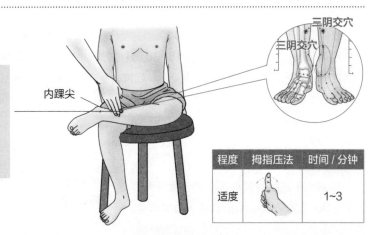

程度	拇指压法	时间 / 分钟
适度		1~3

神阙穴

在肚脐正中取穴即可。

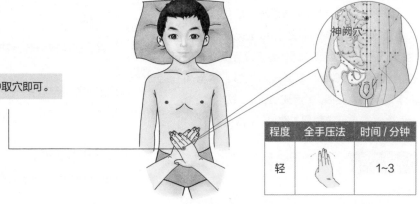

程度	全手压法	时间 / 分钟
轻		1~3

厉兑穴

患儿正坐屈膝，把脚抬起放在另一腿上。父母将一手四指置于患儿脚底托着，拇指在脚背。弯曲拇指下压，其指甲所在第二趾外侧指甲角处即是。

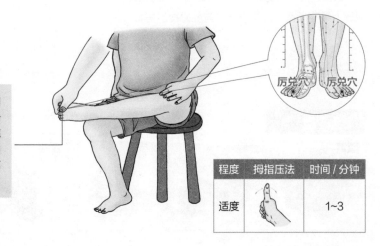

程度	拇指压法	时间 / 分钟
适度		1~3

食疗保健

扁豆红枣茶：将扁豆炒好后磨成粉，每次煮4克扁豆粉，加入红枣熬煮的茶中，每天喝3~4次。

注意：为了让孩子拥有良好的睡眠质量，首先要适当调节其晚饭摄入量，且让其适当饮水，同时要为孩子准备舒适的睡眠环境。

刮痧疗法

第一步，用面刮法刮拭脊背部的身柱穴。

第二步，用面刮法刮拭腹部的中脘穴。

第三步，用平面按揉法刮拭小腿正前方的足三里穴。

中脘穴
腹部正中线上，脐上4寸处

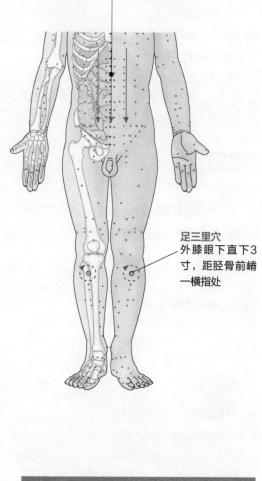

身柱穴
背部，第三胸椎棘突下凹陷处

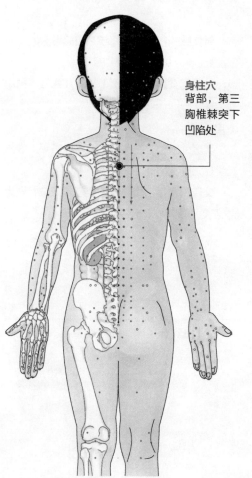

足三里穴
外膝眼下直下3寸，距胫骨前嵴一横指处

时间	运板	次数
10~15分钟	面刮法 平面按揉法	10~20次/步

流涎

中医认为"皮之液为涎"，小儿流涎是唾液分泌过多或不能下咽的口涎外流现象。小儿流涎多由口腔炎症、面神经麻痹、脑炎后遗症及克汀病、消化不良等引起，主要表现为口中经常流涎，浸渍两颊及胸前，且口角周围发生粟米红疹及糜烂等，一般 2~6 岁体虚的患儿发病率较高。

推拿疗法

1. 脾胃湿热的患儿，可清脾经、清胃经、清天河水、掐揉四横纹、揉总筋各 100 次；采用泻法摩腹，每日 1 次。

2. 脾气虚弱的患儿，可补脾经、补肾经、运内八卦、推三关各 100 次；用补法摩腹，揉足三里穴 100 次，每日 1 次。

特效穴位

地仓穴

属于足阳明胃经经脉的穴位，位于口角外侧旁开约 0.4 寸处，上直对瞳孔。

父母用食指指甲垂直下压患儿唇两旁穴位，稍用力掐揉，每次 1~3 分钟。

承浆穴

属任脉的穴位，在面部，当颏唇沟的正中凹陷处。

父母用食指指腹垂直下压患儿穴位，稍用力掐揉，每次 1~3 分钟。

上廉泉穴

属经外穴位，在颈上部正中，下颌下缘与舌骨体之间凹陷处。

父母用食指指腹垂直下压患儿穴位，稍用力掐揉，每次 1~3 分钟。

推荐食材

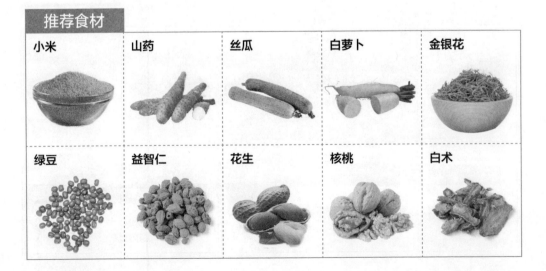

小米	山药	丝瓜	白萝卜	金银花
绿豆	益智仁	花生	核桃	白术

取穴技巧

地仓穴

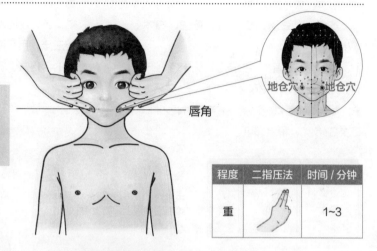

患儿仰卧，轻闭口，父母举两手，用食指指甲垂直下压患儿唇角外侧两旁处即是。

唇角

地仓穴 地仓穴

程度	二指压法	时间 / 分钟
重		1~3

承浆穴

患儿仰卧，轻闭口，父母举一手食指指腹垂直下压患儿颏唇沟的正中凹陷处即是该穴。

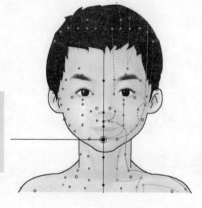

程度	二指压法	时间 / 分钟
重		1~3

上廉泉穴

患儿仰卧，轻闭口，父母用一手食指指腹垂直下压患儿下颌下缘与舌骨体之间的凹陷处即是。

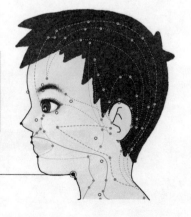

程度	二指压法	时间 / 分钟
重		1~3

食疗保健

忌食：姜、蒜、辣椒。

多食：绿豆汤、丝瓜汤、花生、白术、核桃。

益智粥：益智仁、白茯苓、大米各 30~50 克。先把益智仁同白茯苓烘干后，一并研为细末；大米淘净后煮成稀粥，粥将熟时调入细末，每次 3~5 克，稍煮即可。

刮痧疗法

第一步，用面刮法刮拭脊背部的脾俞穴。

第二步，用面刮法刮拭腹部的中脘穴。

第三步，用平面按揉法刮拭第一、第二掌骨之间的合谷穴。

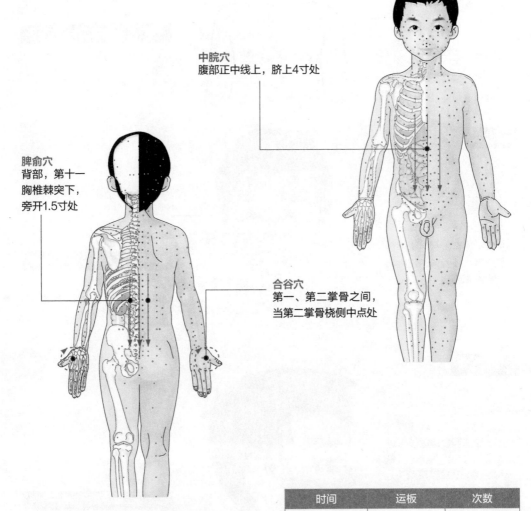

中脘穴
腹部正中线上，脐上4寸处

脾俞穴
背部，第十一胸椎棘突下，旁开1.5寸处

合谷穴
第一、第二掌骨之间，当第二掌骨桡侧中点处

时间	运板	次数
10~15 分钟	面刮法 平面按揉法	10~20 次 / 步

百日咳

百日咳是由百日咳嗜血杆菌引起的急性呼吸道传染病，一般发生在秋、冬季节，主要症状为阵发性、痉挛性咳嗽，且咳完后伴有鸡啼样的吸气回声、外周血淋巴细胞水平增高，5 岁以下的孩子易发此病。本病由于初期类似感冒，咳嗽不明显，易被家长误认为感冒，错失治疗的最佳时间。近年由于广泛普及接种百日咳疫苗，其发病率已有所下降。

特效穴位

身柱穴

属督脉的穴位，在后背部，当后正中线上，第三胸椎棘突下凹陷处。

父母把食指叠加在中指指背上，一起用力揉按穴位，患儿有刺痛的感觉。每次左右手各揉按 3~5 分钟，先左后右。

太渊穴

手太阴肺经经脉上的穴位，手掌心朝上，腕横纹桡侧，横动脉搏动处；或大拇指立起时，有大筋竖起，筋内侧凹陷处就是此穴位。

父母弯曲拇指，以拇指指甲尖垂直轻轻掐按，每次左右各掐按 1~3 分钟。

太溪穴

属足少阴肾经经脉上的穴位，在足内侧内踝后方，当内踝尖与跟腱之间的凹陷处。

父母弯曲拇指，以拇指指甲尖垂直轻轻掐按，每次左右各掐按 1~3 分钟。

大钟穴

属足少阴肾经经脉上的穴位，在足内侧的内踝后下方，当跟腱附着部内侧前方凹陷处。

父母弯曲拇指，以拇指指甲尖垂直轻轻掐按，每次左右各掐按 1~3 分钟。

四缝穴

属经外穴，在第二至第五指掌侧，近端指关节的中央，当横纹中点。

父母弯曲拇指，以拇指指甲尖垂直轻轻掐按，每次左右各掐按 1~3 分钟。

食疗保健

红枣胡萝卜汁：胡萝卜 120 克和红枣 10 颗，加入两杯半的水，熬煮至水剩余 1/3 为止，然后趁热喝汁。

注意：在孩子患病期间，父母要给孩子补充足够的水分，并注意开窗通风，避免孩子和他人接触；在饮食上要少吃多餐，以易消化的食物为主。

推荐食材

荸荠	甘蔗	梨	百合	鸡蛋

取穴技巧

身柱穴

患儿背坐或俯卧，父母手放在患儿背后正中线，第三胸椎棘突下凹陷中，中指所在位置即是。

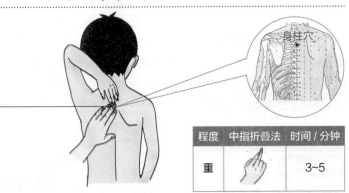

程度	中指折叠法	时间 / 分钟
重		3~5

太渊穴

父母以一手手掌轻握患儿手背，拇指置于腕横纹上，弯曲拇指，大拇指指甲尖垂直下按处就是该穴位。

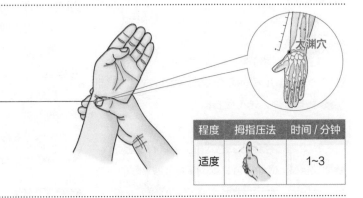

程度	拇指压法	时间 / 分钟
适度		1~3

太溪穴

患儿仰卧，父母弯曲拇指，用拇指指腹垂直按压足内踝尖与跟腱之间的凹陷处即是。

大钟穴

患儿仰卧，父母弯曲拇指，用拇指指腹垂直按压足内侧跟腱附着部内侧前方凹陷处即是。

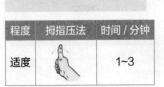

程度	拇指压法	时间 / 分钟
适度		1~3

四缝穴

患儿背坐，双手下垂，父母弯曲拇指，以拇指指腹垂直轻轻按揉患儿第二至第五指掌侧，近端指关节横纹中点即是。

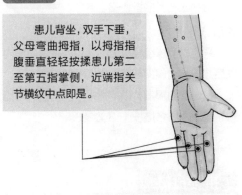

程度	拇指压法	时间 / 分钟
适度		1~3

刮痧疗法

第一步，用面刮法从上到下刮拭背部的风门穴、身柱穴、肺俞穴。

第二步，用面刮法从上到下刮拭双手的尺泽穴。

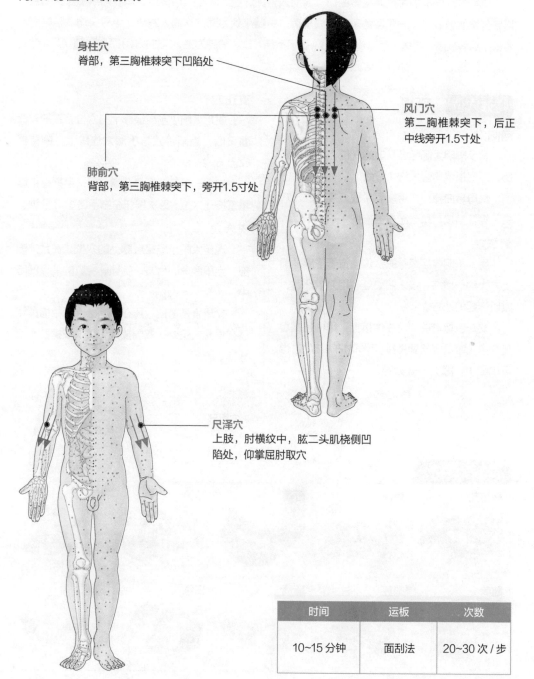

身柱穴
脊部，第三胸椎棘突下凹陷处

风门穴
第二胸椎棘突下，后正中线旁开1.5寸处

肺俞穴
背部，第三胸椎棘突下，旁开1.5寸处

尺泽穴
上肢，肘横纹中，肱二头肌桡侧凹陷处，仰掌屈肘取穴

时间	运板	次数
10~15 分钟	面刮法	20~30 次 / 步

41

流行性腮腺炎

流行性腮腺炎多由风温病毒由口、鼻而入，夹肝胆之火与阳明胃热上攻，郁热壅滞少阳经，以致外发腮颊肿胀。一般发病于冬、春季节，主要症状为腮肿作痛、发热，伴有头痛、咽喉痛、食欲不振等现象。中医治疗以清热解毒、疏风散结、软坚消肿为主，穴位按摩和刮痧都是常用疗法。

特效穴位

商阳穴

属手阳明大肠经经脉上的穴位，在食指桡侧，距离指甲角旁大约1分处。

父母弯曲拇指，用指甲尖垂直掐按患儿穴位，轻轻掐按，每天左右各掐按1~3分钟。

颊车穴

属足阳明胃经经脉的穴位，位于下颌角前上方大约一横指，按之凹陷处，用力咬牙时，咬肌隆起的地方。

父母食指弯曲，压在中指上，用中指指腹压在患儿咬肌隆起处揉按，可同时左右揉按（也可单侧），每次1~3分钟。

支正穴

属足太阳小肠经经脉上的穴位，在前臂背面尺侧，当阳谷穴与小海穴连线上，腕背横纹上5寸。

父母一手掌轻握患儿拳，另一手拇指指腹垂直按压穴位，每次按压左右手各1~3分钟。

天容穴

属足太阳小肠经经脉上的穴位，在颈外侧部，当下颌角的后方，胸锁乳突肌的前缘凹陷中。

父母食指弯曲，压在中指上，用中指指腹压在患儿穴位处，双侧按揉，每次按揉各1~3分钟。

推荐食材

马齿苋	菊花	香蕉	苹果	芹菜
薄荷	绿豆	莲藕	白菜	白萝卜

取穴技巧

商阳穴

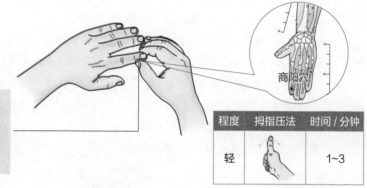

父母以右手轻握患儿左手食指，屈曲拇指，以指甲尖垂直掐按食指上靠拇指侧的位置即是。

程度	拇指压法	时间 / 分钟
轻		1~3

颊车穴

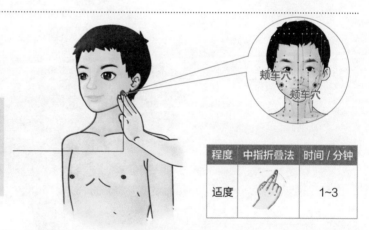

患儿正坐或仰卧，轻咬牙，父母一手拇指、小指稍屈，中间三指伸直，放于患儿下颌角，中指指腹压在咬肌隆起处即是。

程度	中指折叠法	时间 / 分钟
适度		1~3

支正穴

患儿正坐，父母一手拇指指腹放于患儿腕背横纹上5寸处即是。

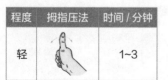

程度	拇指压法	时间 / 分钟
轻		1~3

天容穴

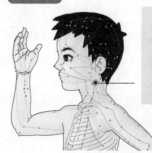

患儿正坐，父母用中指指腹按压患儿胸锁乳突肌的前缘凹陷中即是。

程度	中指折叠法	时间 / 分钟
适度		1~3

43

食疗保健

忌食：韭菜、煎炸食物、辣椒。

多食：白菜、莲子、山药、芹菜。

1. 老丝瓜 1 条，切碎炒至微黄，研为细末。每次 10 克，开水送服，每日 3 次，连服 5 日。

2. 绿豆 60 克，白菜心 2 个。一起水煮服汤，每日 2 次。

3. 赤小豆用水浸软，捣烂，用水或醋或蜂蜜或鸡蛋清适量，一并调成膏状，外敷患处。

刮痧疗法

第一步，用角刮法刮拭耳朵上方的角孙穴。

第二步，用角刮法刮拭耳朵下方的翳风穴，用平面按揉法刮拭颊车穴。

第三步，用面刮法从上到下刮拭前臂的手三里穴。

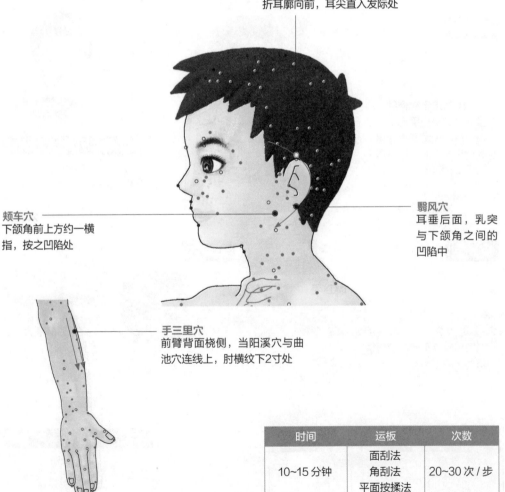

角孙穴
折耳廓向前，耳尖直入发际处

颊车穴
下颌角前上方约一横
指，按之凹陷处

翳风穴
耳垂后面，乳突
与下颌角之间的
凹陷中

手三里穴
前臂背面桡侧，当阳溪穴与曲
池穴连线上，肘横纹下 2 寸处

时间	运板	次数
10~15 分钟	面刮法 角刮法 平面按揉法	20~30 次 / 步

鼻炎

鼻炎是孩子经常患的病症之一，由于孩子鼻窦窦口相对较大，自身抵抗力弱，一旦发生感冒、扁桃体发炎等症状，很容易引发鼻炎。一旦孩子感冒，父母就要积极给孩子治疗。若是感冒持续1周以上，浓涕不见减少，就有可能是鼻炎，可以给孩子采用按摩或者刮痧的方式治疗。

推拿疗法

风寒型的患儿，可以推三关 300 次，清肺经 100 次，按揉曲池穴 1 分钟，点揉大椎穴 1 分钟。

风热型的患儿，可清肺经 200 次，清天河水 300 次，按揉风府穴、曲池穴各 1 分钟，提拿肩井穴 5~10 次。

胆热型的患儿，可清肝经 300 次，清肺经 300 次，清天河水 300 次，揉总筋 100 次，按揉太冲穴、三阴交穴各 1 分钟，推涌泉穴 20 次。

脾气虚弱型的患儿，可清脾经 300 次，揉板门 300 次，摩肚脐 2~5 分钟，按揉足三里穴 1~3 分钟，按揉脾俞穴、胃俞穴 1~3 分钟。

肺气虚寒的患儿，可揉外劳宫穴 300 次，推三关 300 次，摩肚脐 2~5 分钟，按揉肺俞穴、脾俞穴各 1 分钟，按揉足三里穴 1 分钟。

特效穴位

迎香穴

属手阳明大肠经经脉的穴位，在鼻翼外缘中点旁、当鼻唇沟中间。

父母以中指指腹垂直按压患儿穴位，每天按压 2 次，每次 1~3 分钟。

合谷穴

属手阳明大肠经经脉上的穴位，当拇指和食指张开时，在第一、第二掌骨之间，第二掌骨桡侧的中点。

父母手掌轻握患儿拳，以大拇指的指腹垂直按压穴位，每次按压左右手各 1~3 分钟。

风池穴

属足少阳胆经经脉的穴位，位于后颈部，枕骨下，胸锁乳突肌与斜方肌上端之间的凹陷中，大概与耳垂齐平。

父母用拇指指腹，由下往上揉按患儿穴位，有酸、胀、痛的感觉，重按时患儿鼻腔有酸胀感。每天早晚各揉按 1 次，每次左右各（或双侧同时）揉按 1~3 分钟。

推荐食材

西红柿	紫菜	菠菜	黑木耳	胡萝卜

取穴技巧

迎香穴

患儿正坐，父母双手轻握拳，食指指尖贴患儿鼻翼两侧，食指指尖所在位置即是。

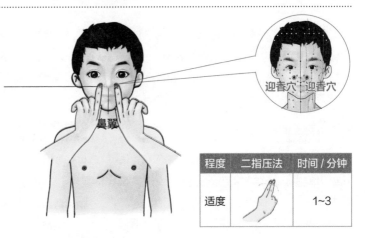

程度	二指压法	时间 / 分钟
适度		1~3

合谷穴

患儿手轻握空拳，弯曲拇指与食指，两指指尖轻触、立拳，父母以手掌轻握患儿拳外，以拇指指腹垂直下压处即是。

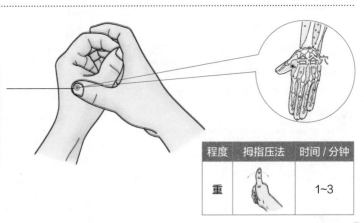

程度	拇指压法	时间 / 分钟
重		1~3

风池穴

患儿背坐，父母举臂抬肘，肘约与患儿肩同高，屈肘向头，双手置于患儿耳后，掌心向头，指尖朝上，四指轻扶头（耳上）两侧。拇指指腹所在位置即是穴位。

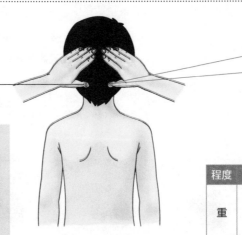

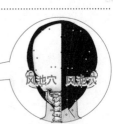

程度	拇指压法	时间 / 分钟
重		1~3

食疗保健

忌食：辛辣、油腻的食品。

多食：水果、蔬菜、豆制品。

辛夷花三钱，鸡蛋两枚，加水适量同煮，蛋熟后去壳，再煮片刻即可。

刮痧疗法

第一步，用角刮法刮拭前额部上星穴。

第二步，用角刮法刮拭鼻翼两旁迎香穴。

第三步，用面刮法刮拭后发际风池穴；用同样的方法刮拭背部的风门穴。

第四步，用疏理经气法，从上往下刮拭手前臂曲池穴、手三里穴；用平面按揉法刮拭合谷穴。

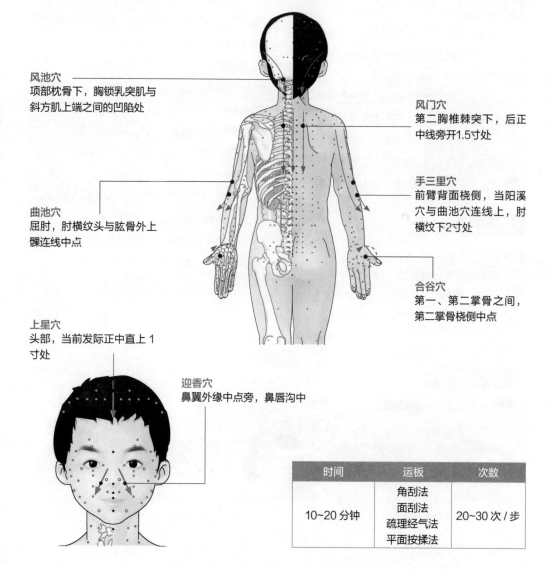

风池穴
项部枕骨下，胸锁乳突肌与斜方肌上端之间的凹陷处

风门穴
第二胸椎棘突下，后正中线旁开1.5寸处

曲池穴
屈肘，肘横纹头与肱骨外上髁连线中点

手三里穴
前臂背面桡侧，当阳溪穴与曲池穴连线上，肘横纹下2寸处

合谷穴
第一、第二掌骨之间，第二掌骨桡侧中点

上星穴
头部，当前发际正中直上1寸处

迎香穴
鼻翼外缘中点旁，鼻唇沟中

时间	运板	次数
10~20 分钟	角刮法 面刮法 疏理经气法 平面按揉法	20~30 次 / 步

扁桃体炎

扁桃体炎是一种小儿多发病、常见病，多由于风热外侵，肺经有热及邪热传里，肺胃热盛，搏结于喉而致，主要症状为喉核红肿疼痛，状如蚕蛾，表面或有黄白色脓样分泌物，多发生于春、秋两季。孩子若是遇到受凉、潮湿、过度劳累、有害气体刺激以及上呼吸道慢性疾病等因素，就容易引发扁桃体炎，父母要特别注意。

推拿疗法

急性扁桃体炎患儿，可清肺经、补肾经、清板门、退六腑各 500 次，揉小天心 300 次，清天河水 100 次，掐少商穴 5~7 次，掐揉合谷穴 100 次，揉一窝风穴和揉二马穴各 300 次。

慢性扁桃体炎患儿，可清肺经、补肾经、揉小天心各 500 次，清四横纹 400 次，补脾经 200 次，逆运内八卦 200 次，揉清天河水 100 次，揉二马穴 500 次，揉合谷穴 100 次。

特效穴位

颊车穴

属足阳明胃经经脉的穴位，位于下颌角前上方大约一横指处，按之凹陷处，用力咬牙时，咬肌隆起的地方。

父母食指弯曲，压在中指上，用中指指腹压在患儿咬肌隆起处揉按，可同时左右揉按（也可单侧），每次 1~3 分钟。

少商穴

属手太阴肺经经脉上的穴位，在拇指桡侧，距离指甲角约 1 分处。

父母拇指弯曲，以指甲尖垂直掐按患儿穴位，每次轻轻掐按左右手各 1~3 分钟。

三间穴

属手阳明大肠经经脉上的穴位，微握拳，在食指桡侧、第二掌指关节后凹陷处。

父母弯曲拇指，用指甲垂直掐按患儿穴位，每次左右手各掐按 1~3 分钟。

推荐食材

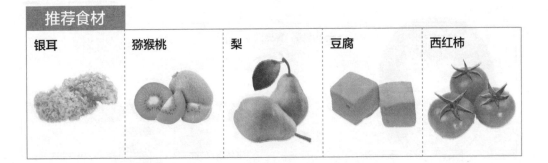

| 银耳 | 猕猴桃 | 梨 | 豆腐 | 西红柿 |

取穴技巧

颊车穴

患儿正坐或仰卧，轻咬牙，父母一手拇指、小指稍屈，中间三指伸直，放于患儿下颌角，中指指腹压在咬肌隆起处即是。

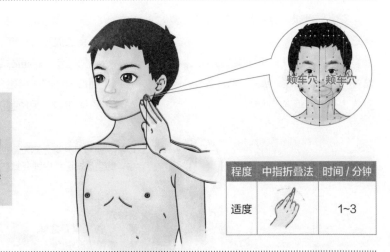

程度	中指折叠法	时间 / 分钟
适度		1~3

少商穴

患儿将拇指伸出，父母用食指、中指轻握，拇指弯曲，以指甲尖垂直掐按患儿拇指指甲角边缘即是。

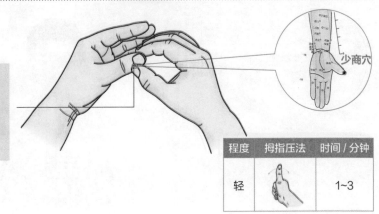

程度	拇指压法	时间 / 分钟
轻		1~3

三间穴

患儿将手平放，稍稍侧立，父母用手轻握，弯曲拇指，用指甲垂直掐按患儿手食指桡侧、第二掌指关节后凹陷处即是。

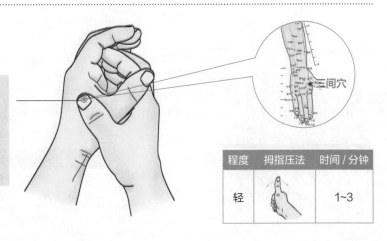

程度	拇指压法	时间 / 分钟
轻		1~3

食疗保健

忌食：辛辣、油腻食物和冷饮。

多食：牛奶、豆制品、富含维生素 C 的水果。

无花果冰糖饮：无花果 60 克入锅煎煮，加入适量白糖调味。每日 1 剂，早晚各服 1 次，坚持 3~7 天即可有效缓解。

刮痧疗法

第一步，用角刮法刮拭后颈部的天柱穴。

第二步，用面刮法刮拭腰部的肾俞穴一带和前胸的天突穴一带。

第三步，用面刮法刮拭前臂的孔最穴；用平面按揉法刮拭合谷穴。

第四步，用角刮法刮拭太溪穴一带。

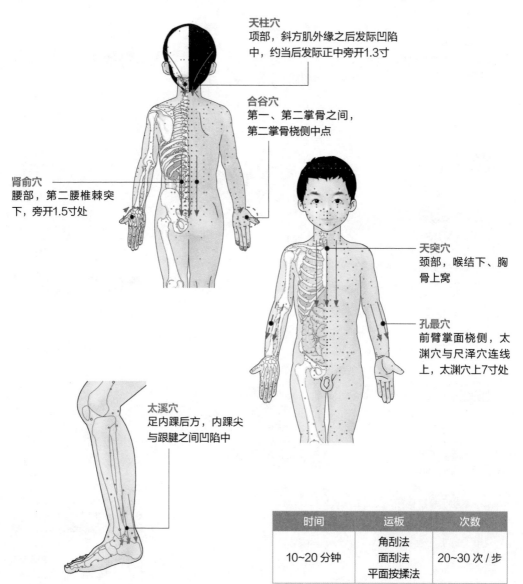

天柱穴
项部，斜方肌外缘之后发际凹陷中，约当后发际正中旁开1.3寸

合谷穴
第一、第二掌骨之间，第二掌骨桡侧中点

肾俞穴
腰部，第二腰椎棘突下，旁开1.5寸处

天突穴
颈部，喉结下、胸骨上窝

孔最穴
前臂掌面桡侧，太渊穴与尺泽穴连线上，太渊穴上7寸处

太溪穴
足内踝后方，内踝尖与跟腱之间凹陷中

时间	运板	次数
10~20 分钟	角刮法 面刮法 平面按揉法	20~30 次 / 步

咽喉炎

咽喉炎多发生在气候干燥的冬、春两季，常伴随鼻炎、扁桃体炎等疾病发生，主要症状为咽喉部干痒、灼热，刷牙时常引起反射性恶心呕吐，可分为急性和慢性两种。急性咽喉炎多由细菌、病毒所致，一旦治疗不及时，就容易转为慢性。

推拿疗法

1. 清肺经、补肾经、清板门、退六腑各 500 次，逆运内八卦 200 次，揉小天心 300 次，清天河水 100 次。

2. 按揉合谷穴 100 次。

特效穴位

合谷穴

属手阳明大肠经经脉上的穴位，当拇指和食指张开时，在第一、第二掌骨之间，第二掌骨桡侧的中点。

父母手掌轻握患儿拳，以拇指指腹垂直按压穴位，每次按压左右手各 1~3 分钟。

曲池穴

属手阳明大肠经经脉的穴位，屈肘成直角，肘横纹头与肱骨外上髁连线中点。

父母用手轻握患儿手肘下，弯曲拇指，以指甲垂直掐按患儿穴位。每次按压先左手后右手，每天早晚各 1 次，每次掐按 1~3 分钟。

颊车穴

属足阳明胃经经脉的穴位，位于下颌角前上方大约一横指，按之凹陷处，用力咬牙时，咬肌隆起的地方。

父母食指弯曲，压在中指上，用中指指腹压在患儿咬肌隆起处揉按，可同时左右揉按，也可单侧，每次 1~3 分钟。

推荐食材

牛奶	牛蒡	蜂蜜	柠檬	白茅根
荸荠	罗汉果	无花果	猕猴桃	西瓜

取穴技巧

合谷穴

患儿手轻握空拳，弯曲拇指与食指，两指指尖轻触、立拳，父母以手掌轻握患儿拳外，以拇指指腹垂直下压处即是。

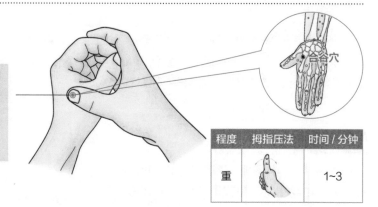

程度	拇指压法	时间 / 分钟
重		1~3

曲池穴

患儿正坐，轻抬左臂，屈肘，将手肘内弯，父母用一手拇指指甲下压此处凹陷处即是。

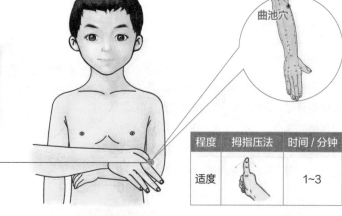

程度	拇指压法	时间 / 分钟
适度		1~3

颊车穴

患儿正坐或仰卧，轻咬牙，父母一手拇指、小指稍屈，中间三指伸直，放于患儿下颌角，中指指腹压在咬肌隆起处即是。

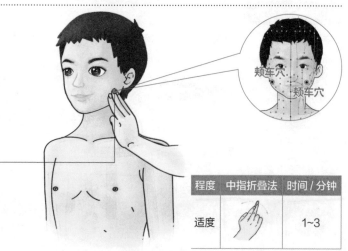

程度	中指折叠法	时间 / 分钟
适度		1~3

食疗保健

忌食：姜、花椒、芥末、大蒜等辛辣之物。

多食：荸荠、甘蔗、鸭梨、西瓜等水果。

刮痧疗法

第一步，用面刮法刮拭背部的大椎穴、大杼穴和风门穴。

第二步，用单角刮法刮拭耳后的翳风穴；用面刮法刮拭前颈部外侧的人迎穴。

第三步，用面刮法，从上向下刮拭前臂的尺泽穴、列缺穴和少商穴。

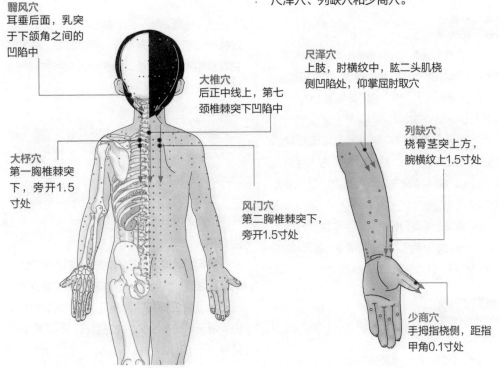

翳风穴
耳垂后面，乳突于下颌角之间的凹陷中

大椎穴
后正中线上，第七颈椎棘突下凹陷中

大杼穴
第一胸椎棘突下，旁开1.5寸处

风门穴
第二胸椎棘突下，旁开1.5寸处

尺泽穴
上肢，肘横纹中，肱二头肌桡侧凹陷处，仰掌屈肘取穴

列缺穴
桡骨茎突上方，腕横纹上1.5寸处

少商穴
手拇指桡侧，距指甲角0.1寸处

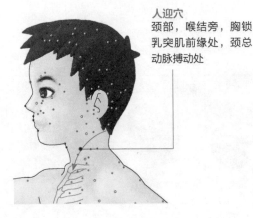

人迎穴
颈部，喉结旁，胸锁乳突肌前缘处，颈总动脉搏动处

时间	运板	次数
10~15分钟	单角刮法 面刮法	20~30次/步

口疮

口疮是一种常见的小儿口腔疾病，多由于脾胃积热，或心火上炎而致，亦有由虚火上浮而发者，主要症状为患儿口腔黏膜出现淡黄色或灰白色小溃疡，且伴有发热、流涎、拒食、烦躁和口痛等症状，2~4 岁小儿较多见。

推拿疗法

1. 脾胃积热型口疮的患儿，可清脾经、揉板门、揉小天心、掐揉小横纹、掐四横纹、揉总筋、清天河水、退六腑、摩腹各 200 次，推下七节骨 100 次。

2. 心火上炎型口疮的患儿，可清心经、清肝经、掐揉小天心、掐揉总筋、清天河水、清小肠经、揉内劳宫穴、揉小横纹、退六腑各 200 次。

3. 虚火上浮型口疮的患儿，可揉二马穴、补肾经、掐揉小横纹、掐揉四横纹、清天河水、水底捞明月、揉涌泉穴各 200 次。

特效穴位

劳宫穴

属手厥阴心包经经脉的穴位，在手掌心，即握拳屈指时，中指指尖所在的部位。

患儿正坐，手平伸，掌心向上。父母以手轻握患儿手，四指置手背，弯曲拇指，用指甲尖垂直掐按患儿穴位。每天早晚左右各掐按 1 次，每次 1~3 分钟，先左后右。

金津穴

属经外穴，口腔内，舌下系带左侧舌下神经伴行静脉可见部分的中点处。

玉液穴

属经外穴，口腔内，舌下系带右侧舌下神经伴行静脉可见部分的中点处。

内庭穴

属足阳明胃经经脉的穴位，在足第二趾与第三趾之间，脚叉缝（趾蹼缘）尽处的凹陷中。

父母弯曲拇指，用指甲下压揉按患儿穴位，每天早晚各 1 次，先左后右，各揉按 1~3 分钟。

推荐食材

狝猴桃	草莓	苹果	葡萄	绿豆
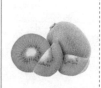		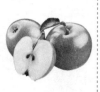	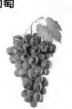	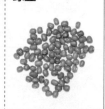

取穴技巧

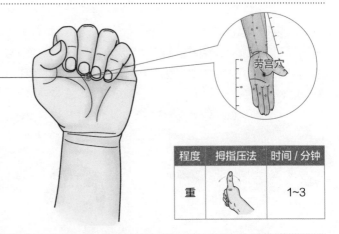

劳宫穴

患儿手平伸，微屈约45度，掌心向上，轻握拳，中指指甲尖所对应的掌心的位置即是。

程度	拇指压法	时间 / 分钟
重		1~3

金津穴

玉液穴

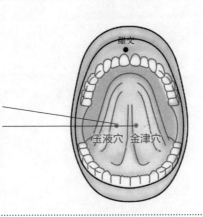

患儿在父母的指导下，缓慢并轻轻叩击上下牙36次，然后舌在牙列外面左右上下各转运18次，随即咽下津液。

内庭穴

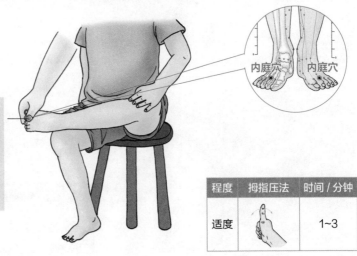

患儿正坐屈膝，把脚抬起，放另一腿上，父母用手之四指置脚掌底托着，手拇指放在脚背，并置于第二趾与第三趾之间，脚又缝尽处的凹陷中即是。

程度	拇指压法	时间 / 分钟
适度		1~3

食疗保健

竹叶饮：鲜竹叶 1 把，洗净，加水、冰糖适量，煮沸片刻，代茶饮。

西红柿汁：西红柿数个，洗净，用沸水浸泡，剥皮去籽，用洗净的纱布包绞汁液。含漱，每日数次。

刮痧疗法

第一步，用平面按揉法刮拭脸部下颌的地仓穴，并从地仓穴刮到下关穴、颊车穴一带。

第二步，用面刮法刮拭腹部的中脘穴。

第三步，在前臂用面刮法刮拭曲池穴；用平面按揉法刮拭合谷穴。

第四步，用面刮法刮拭脊背部脾俞穴、胃俞穴。

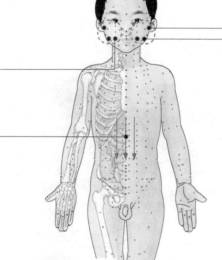

下关穴
头侧面，耳前一横指，颧弓与下颌切迹形成的凹陷处，张口时隆起，闭口取穴

地仓穴
面部，口角外侧，上直对瞳孔处

中脘穴
腹部正中线上，脐上 4 寸处

颊车穴
下颌角前上方约一横指，按之凹陷处

脾俞穴
背部，第十一胸椎棘突下，旁开 1.5 寸处

胃俞穴
第十二胸椎棘突下，旁开 1.5 寸处

曲池穴
屈肘，肘横纹头与肱骨外上髁连线中点

合谷穴
第一、第二掌骨之间，第二掌骨桡侧中点

时间	运板	次数
10~15 分钟	面刮法 平面按揉法	20~30 次 / 步

目赤肿痛

目赤肿痛俗称"红眼"或"暴发火眼"，症状表现为眼睛红肿、迎风流泪，目涩、怕光，严重者可导致急性结膜炎、出血性结膜炎等急症。小儿活泼好动，手上经常沾上细菌，一揉眼睛，很容易感染，引起目赤肿痛。另外，风热湿邪或肝胆火邪侵袭目窍，也容易引发此症。

特效穴位

太阳穴

属经外穴，在颞部，当眉梢与目外眦之间，向后约一横指凹陷处。

父母将两拇指指腹分别按在患儿头两侧的太阳穴上，稍微用力按揉，患儿有微痛的感觉，每次顺时针、逆时针方向各按揉 10~20 次。

睛明穴

属足太阳膀胱经经脉的穴位，在目内眦旁 0.1 寸处，鼻梁旁的凹陷处。

父母用拇指指甲尖轻掐穴位，在眼眶上轻轻前后刮揉，每次左右各（或双侧同时）刮揉 1~3 分钟。

阳谷穴

属手太阳小肠经经脉的穴位，位于手腕尺侧，当尺骨茎突与三角骨之间的凹陷处。

患儿屈肘侧腕，父母以拇指指腹按压穴位，并做圈状按摩，每次按压 1~3 分钟。

天柱穴

属足太阳膀胱经经脉的穴位，项部，斜方肌外缘之后发际凹陷中，约当后发际正中旁开 1.3 寸。

父母以拇指指腹由下往上轻力揉按，每次左右各（或双侧同时）揉按 1~3 分钟。

食疗保健

忌食：狗肉、大蒜、生姜、荠菜、桃子。

宜食：苦瓜、菊花、赤小豆、西红柿、枸杞子。

明目茶：桑叶、菊花、谷精草、密蒙花各 3 克，泡茶饮用，有疏散风热、清肝明目之效，可用于风热型目赤肿痛的患儿。

注意：忌食辛辣、煎炸、烧烤及腥发之物，以避免助热生火。发病期间，应多闭目静养，尤其不要在昏暗或强光下使用目力。

推荐食材

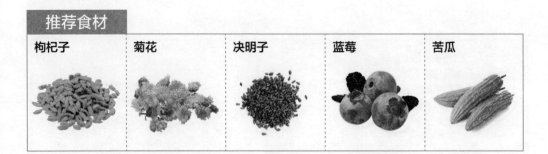

枸杞子	菊花	决明子	蓝莓	苦瓜

取穴技巧

太阳穴

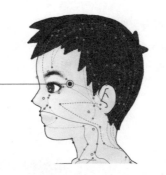

患儿端坐，父母两手拇指置于患儿头部侧边，两个拇指相对用力，垂直按压穴位即是。

程度	拇指压法	次数 / 次
适度		10~20

晴明穴

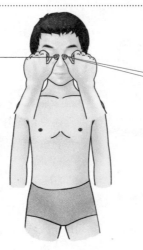

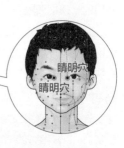

晴明穴
晴明穴

患儿正立，轻闭双眼，父母将拇指置于其鼻梁旁与目内眦的中点，则拇指指尖所在的位置即是。

程度	拇指压法	时间 / 分钟
轻		1~3

阳谷穴

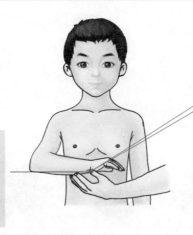

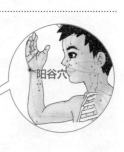

阳谷穴

患儿屈肘，手背朝上，父母一手四指轻托其手臂，拇指置于小指侧手腕附近的骨头凸出处的前方凹陷处，则拇指所在位置即是。

程度	拇指压法	时间 / 分钟
适度		1~3

天柱穴

患儿背坐，父母双手举起，抬肘，掌心朝前，向着患儿后头部，指尖朝上，将拇指指腹置于枕骨正下方凹陷处，即大筋（斜方肌）外两侧凹陷处，则拇指指腹所在的位置即是。

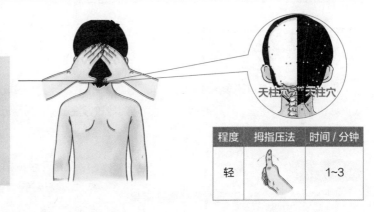

天柱穴 天柱穴

程度	拇指压法	时间 / 分钟
轻		1~3

刮痧疗法

第一步，用面刮法刮拭上星穴；用平面按揉法按揉太阳穴和睛明穴。

第二步，用单角刮法刮拭后发际风池穴。

第三步，用面刮法刮拭拇指少商穴。

第四步，用垂直按揉法刮拭足背的侠溪穴和太冲穴。

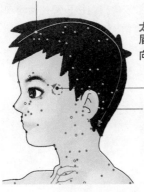

上星穴
头部，前发际正中直上1寸处

太阳穴
眉梢与目外眦之间，向后约一横指凹陷处

风池穴
项部枕骨下，胸锁乳突肌与斜方肌上端之间的凹陷处

睛明穴
内目眦旁0.1寸处

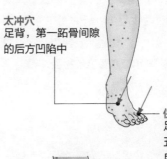

太冲穴
足背，第一跖骨间隙的后方凹陷中

侠溪穴
足部，第四、第五趾间，趾蹼缘后方赤白肉际处

少商穴
手拇指桡侧，距指甲角0.1寸处

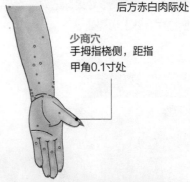

时间	运板	次数
10~15 分钟	面刮法 按揉法 单角刮法	20~30 次 / 步

视力模糊

视力模糊往往是孩子学习或者看电视、打游戏时间过长而引起的现象。一旦出现这种情况，应该尽快带孩子去治疗，否则时间一长，就可能导致假性近视，甚至近视。

推拿疗法

1. 揉阿是穴：用双手拇指轻轻揉按阿是穴100次。

2. 按揉睛明穴：用一只手的拇指轻轻揉按睛明穴100次，先向下按，然后向上挤。

3. 揉四白穴：用食指揉按面颊中央部的四白穴100次。

4. 按太阳穴、轮刮眼眶：用拇指按压太阳穴100次，然后用弯曲的食指第二节内侧面轻刮眼眶1圈；由内上→外上→外下→内下，使眼眶周围的攒竹穴、鱼腰穴、丝竹空穴、瞳子髎穴、球后穴、承泣穴等穴位得到按摩。

特效穴位

攒竹穴

属足太阳膀胱经经脉的穴位，在面部眉头凹陷中，眶上切迹处。

父母两手中指指腹由下往上按压患儿穴位，每次左右各（或双侧同时）按压1~3分钟。

承光穴

属足太阳膀胱经经脉的穴位，在头部，当前发际正中直上2.5寸，旁开1.5寸处。

父母以食指指腹按压患儿穴位，每次左右各1~3分钟。

目窗穴

属足少阳胆经经脉的穴位，位于头部，当前发际上1.5寸，头正中线旁开2.25寸处。

父母用食指、中指轻按于患儿目窗穴，每天早晚各1次，每次左右各（或双侧同时）按1~3分钟。

推荐食材

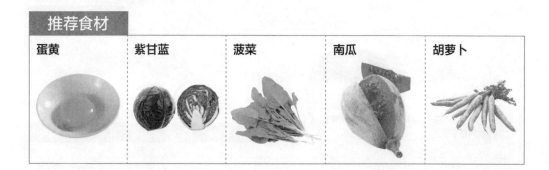

蛋黄	紫甘蓝	菠菜	南瓜	胡萝卜

取穴技巧

攒竹穴

　　患儿仰卧，父母双手四指并拢，食指伸出，指尖向前，将食指指腹置于患儿眉棱骨凹陷处，则食指指腹所在位置即是该穴。

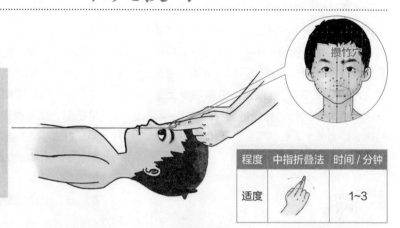

程度	中指折叠法	时间/分钟
适度		1~3

承光穴

　　父母左手四指并拢，拇指翘起，将小指放于患儿前发际正中处，找出食指指腹所在位置，以此为基点；父母把另一手中指与食指并拢，中指指腹放于基点处，则食指指尖所在的位置即是该穴。依此法找出另一穴位。

程度	二指压法	时间/分钟
适度		1~3

目窗穴

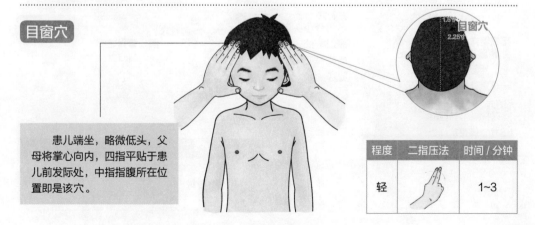

　　患儿端坐，略微低头，父母将掌心向内，四指平贴于患儿前发际处，中指指腹所在位置即是该穴。

程度	二指压法	时间/分钟
轻		1~3

食疗保健

注意：视力模糊往往是假性近视的前兆，父母要监督孩子科学用眼，不在光线昏暗或特别明亮的地方看书，不要长时间看书或看电视，注意双眼的休息。同时注意孩子的坐姿，眼睛距离书本30厘米，书本与桌面呈30~40度角。另外，要保持充足的睡眠，尽量在8小时以上。

太阳穴
眉梢与目外眦之间，向后约一横指凹陷处

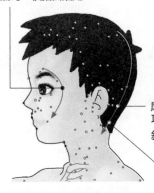

风池穴
项部枕骨下，胸锁乳突肌与斜方肌上端之间的凹陷处

天柱穴
项部，斜方肌外缘之后发际凹陷中，约当后发际正中旁开1.3寸

足三里穴
外膝眼下直下3寸，距胫骨前嵴一横指处

光明穴
小腿外侧，当外踝尖上5寸，腓骨前缘处

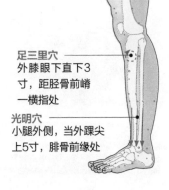

刮痧疗法

第一步，用平面按揉法刮拭目外眦上方的太阳穴。

第二步，用面刮法，从上往下分段刮拭后脑部的风池穴、天柱穴。

第三步，用面刮法刮拭背部的肝俞穴。

第四步，用平面按揉法刮拭前臂的合谷穴；用面刮法刮拭养老穴。

第五步，用平面按揉法刮拭小腿正前方的足三里穴。

第六步，用面刮法刮拭小腿下部外侧的光明穴。

肝俞穴
背部，第九胸椎棘突下，旁开1.5寸处

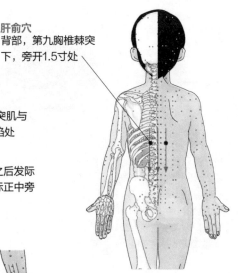

养老穴
当尺骨小头近端桡侧凹陷处，向内翻掌或掌心贴胸有缝取穴

合谷穴
第一、第二掌骨之间，第二掌骨桡侧中点

时间	运板	次数
10~15分钟	面刮法 平面按揉法	20~30次 / 步

咳嗽

咳嗽是呼吸道系统疾病当中小儿常会感染的疾病之一，冬、春季节较为常见。当呼吸道黏膜有炎症，受到异物、分泌物或者过敏性因素等刺激时，即反射性地引起咳嗽。外寒入侵也会引起急性咳嗽，若不及时治疗，有可能转为慢性咳嗽，病症加重，并可能引发哮喘。

推拿疗法

1. 风寒咳嗽型患儿，可开天门、推坎宫、揉太阳穴、揉耳后高骨、推攒竹穴、推三关各200次；掐揉二扇门、顺运内八卦各100次；清肺经、推揉膻中穴各200次；分推肩胛骨、揉乳旁穴、揉乳根穴、揉肺俞穴各100次。

2. 风热咳嗽型患儿，可开天门、推坎宫、揉太阳穴、揉耳后高骨200次；清天河水、清肺经、推揉膻中穴、揉乳旁穴、揉乳根穴、揉肺俞穴各200次；运内八卦100次。

3. 痰湿咳嗽型患儿，可补脾经、补肺经、揉脾俞穴、摩中脘穴、按揉足三里穴各200次；按揉天突穴、推揉膻中穴、揉乳旁穴、揉乳根穴各200次；运内八卦100次。

4. 肺虚咳嗽型患儿，可补肺经、补肾经、推揉膻中穴、揉乳旁穴、揉乳根穴、按揉肺俞穴各200次；分推肩胛骨、运内八卦各100次；按揉天突穴200次。

特效穴位

丰隆穴

属足阳明胃经经脉的穴位，在足外踝尖上8寸处，距胫骨前缘两横指。

父母以食指、中指、无名指的指腹按压患儿穴位（中指用力），每日早晚各按1次，每次1~3分钟。

大杼穴

属足太阳膀胱经经脉的穴位，在背部，当第一胸椎棘突下，旁开1.5寸处。

父母举手抬肘，用中指指腹按压患儿穴位，每次左右各（或双侧同时）按压1~3分钟。

廉泉穴

属任脉的穴位，在颈部，当前正中线上，喉结上方，舌骨上缘凹陷处。

父母弯曲拇指，由上往下，用指甲扣按下巴下穴位，患儿有酸、麻、胀的感觉。每次用左右拇指各扣按1~3分钟，先左手后右手。

推荐食材

银耳	梨	川贝	山药	枇杷
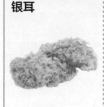	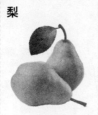	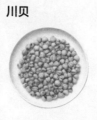	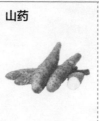	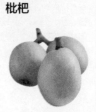

取穴技巧

丰隆穴

患儿正坐，屈膝、垂足，父母一手手指放于患儿腿的外侧部，其中中指位于外膝眼到外踝尖连线的中点处，则中指所在位置即是该穴。

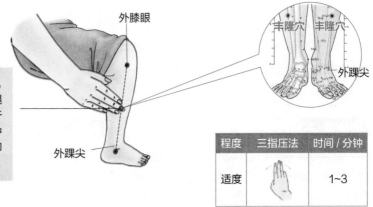

程度	三指压法	时间 / 分钟
适度		1~3

大杼穴

患儿背坐，头微向前俯，父母双手举起，掌心向患儿头，并拢食指、中指，其他手指弯曲，越过肩伸向患儿背部，将中指指腹置于颈椎末端最高的骨头（第七颈椎）下的棘突（第一胸椎的棘突）下方，则食指指尖所在的位置即是该穴。

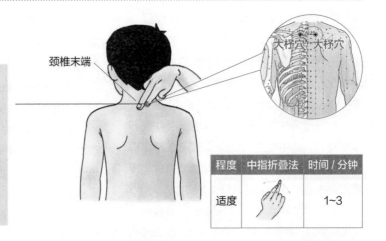

程度	中指折叠法	时间 / 分钟
适度		1~3

廉泉穴

患儿正坐，父母伸手，掌心向下，弯曲拇指与食指、无名指、小指，用指甲扣按下巴下穴位即是。

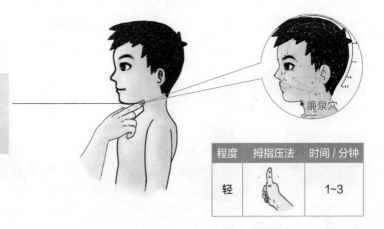

程度	拇指压法	时间 / 分钟
轻		1~3

食疗保健

忌食：羊肉、荔枝、桂圆、辣椒、蚕蛹。

多食：百合、杏仁、枇杷、荸荠、冬瓜。

山药粥：把山药去皮洗净，切成小块放入食品粉碎机内，加半碗水，将山药加工成稀糊状。然后倒入锅中，放火上煮，同时不停地搅动，烧开即可。空腹食用。

刮痧疗法

第一步，用面刮法刮拭颈部廉泉穴、天突穴、人迎穴。

第二步，用面刮法，在前胸由天突穴至膻中穴由上而下刮拭。

第三步，用面刮法，从上而下刮拭背部定喘穴和肺俞穴。

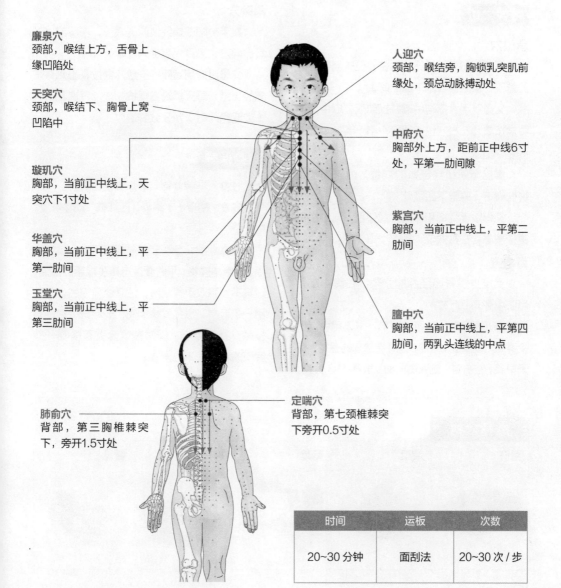

廉泉穴
颈部，喉结上方，舌骨上缘凹陷处

天突穴
颈部，喉结下、胸骨上窝凹陷中

璇玑穴
胸部，当前正中线上，天突穴下1寸处

华盖穴
胸部，当前正中线上，平第一肋间

玉堂穴
胸部，当前正中线上，平第三肋间

人迎穴
颈部，喉结旁，胸锁乳突肌前缘处，颈总动脉搏动处

中府穴
胸部外上方，距前正中线6寸处，平第一肋间隙

紫宫穴
胸部，当前正中线上，平第二肋间

膻中穴
胸部，当前正中线上，平第四肋间，两乳头连线的中点

肺俞穴
背部，第三胸椎棘突下，旁开1.5寸处

定喘穴
背部，第七颈椎棘突下旁开0.5寸处

时间	运板	次数
20~30分钟	面刮法	20~30次/步

角膜炎

角膜炎是因角膜外伤，细菌及病毒侵入角膜引起的炎症，主要症状为患儿的眼睛有异物感，有刺痛甚至烧灼感，球结膜表面混合性充血，伴有怕光、流泪、视力障碍和分泌物增加等症状，角膜表面浸润或有溃疡形成。

特效穴位

承泣穴

属足阳明胃经经脉的穴位，位于面部，瞳孔直下，当眼球与眶下缘之间。

父母双手食指与中指并拢伸直，以中指指腹揉按患儿左右穴位，每次1~3分钟。

四白穴

属足阳明胃经经脉的穴位，位于面部，瞳孔直下，眼眶下凹陷处。

父母双手食指和中指并拢伸直，以中指指腹揉按患儿左右穴位，每次1~3分钟。

肓俞穴

属足少阴肾经经脉的穴位，在腹中部，当脐中旁开0.5寸处。

患儿深吸气，让腹部下陷，父母用中指尖稍用力按揉患儿穴位，患儿有热痛的感觉。每天早晚，左右各（或双侧同时）按揉1~3分钟。

角孙穴

属手少阳三焦经经脉的穴位，在头部，折耳廓向前，当耳尖直上入发际处。

父母用拇指指腹揉按患儿穴位，患儿有胀痛的感觉。每天早晚各揉按1次，每次左右各（或双侧同时）1~3分钟。

食疗保健

忌食：辛辣食物、煎炸食物、海鲜。

多食：胡萝卜、南瓜、西红柿、动物肝脏、枸杞子。

注意：秋、冬季节气候阴晴不定，且多风沙，易患角膜炎，平时要注意孩子双手的清洁，让其不要用双手揉眼睛，注意个人卫生，不共用一条毛巾。患儿发病期间，要尽量少和他人接触，避免传染，同时在饮食上要多吃一些清淡的食物，不吃发物。

推荐食材

猪肝	菠菜	苋菜	枸杞子	苦瓜

取穴技巧

承泣穴

下眼眶

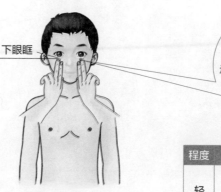

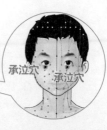
承泣穴 · 承泣穴

患儿正坐、仰靠或仰卧，眼睛直视前方，父母食指与中指伸直并拢，食指贴于患儿鼻侧，中指指尖位于下眼眶边缘处，则中指指尖所在的位置即是。

程度	二指压法	时间 / 分钟
轻		1~3

四白穴

鼻翼

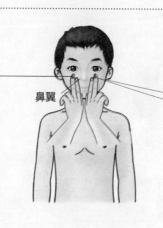

四白穴 四白穴

父母先以两手中指和食指并拢伸直，然后食指指腹贴于患儿两侧鼻翼，中指指尖所按的位置即是。

程度	二指压法	时间 / 分钟
适度	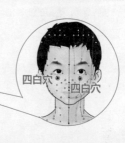	1~3

肓俞穴

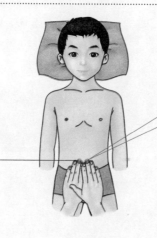

肓俞穴
肓俞穴

患儿正坐或仰卧，父母举两手，掌心向下，以中指指尖垂直下按患儿脐旁即是。

程度	中指折叠法	时间 / 分钟
重	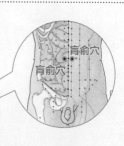	1~3

角孙穴

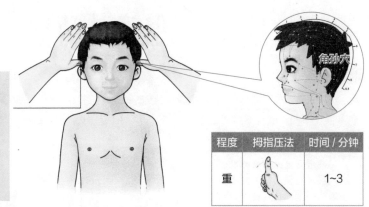

患儿正坐，双手下垂，父母用拇指指腹由后向前将患儿耳廓折屈，并顺势向上滑向耳尖所着之处，两中指指尖恰好相连于头顶正中线上，拇指指尖所在位置即是。

程度	拇指压法	时间 / 分钟
重		1~3

刮痧疗法

第一步，用面刮法刮拭后脑部的天柱穴。

第二步，用面刮法刮拭背部的肝俞穴、肾俞穴。

第三步，用平面按揉法刮拭小腿正前方的足三里穴。

第四步，用面刮法刮拭小腿外侧的光明穴。

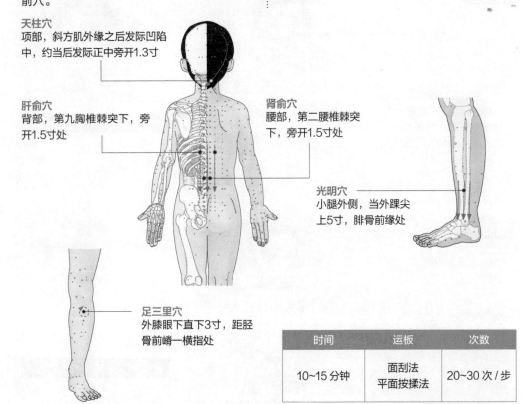

天柱穴
项部，斜方肌外缘之后发际凹陷中，约当后发际正中旁开1.3寸

肝俞穴
背部，第九胸椎棘突下，旁开1.5寸处

肾俞穴
腰部，第二腰椎棘突下，旁开1.5寸处

光明穴
小腿外侧，当外踝尖上5寸，腓骨前缘处

足三里穴
外膝眼下直下3寸，距胫骨前嵴一横指处

时间	运板	次数
10~15 分钟	面刮法 平面按揉法	20~30 次 / 步

夜盲症

夜盲症是一种眼病，是指在夜间或者光线昏暗的环境下视物不清，主要由视网膜杆状细胞缺乏合成视紫红质的原料或杆状细胞本身的病变而导致。根据发病因素的不同，可分为先天性疾病（遗传因素）、后天性疾病（因视神经萎缩、脉络膜视网膜炎等）和全身性疾病（因营养不良、肝脏疾病或消化道疾病等引起）三类。

特效穴位

睛明穴

属于足太阳膀胱经经脉的穴位，在目内眦旁 0.1 寸，鼻梁旁的凹陷处。

父母用拇指指甲尖轻掐患儿穴位，在眼眶轻轻前后刮揉，每次左右各（或双侧同时）刮揉 1~3 分钟。

风池穴

属足少阳胆经经脉的穴位，位于后颈部，枕骨下，胸锁乳突肌与斜方肌上端之间的凹陷中，大概与耳垂齐平。

父母用拇指指腹，由下往上揉按患儿穴位，有酸、胀、痛的感觉，重按时患儿鼻腔有酸胀感。每天早晚各揉按 1 次，每次左右各（或双侧同时）揉按 1~3 分钟。

足三里穴

属足阳明胃经经脉的穴位，位于小腿前外侧，当犊鼻穴下 3 寸，距胫骨前嵴一横指（中指）处。

父母以中指指腹垂直用力按压，每日早晚各按压 1 次，每次 1~3 分钟。

承泣穴

位于面部，瞳孔直下，当眼球与眶下缘之间。

父母双手食指与中指并拢伸直，以中指指腹揉按左右穴位，每次 1~3 分钟。

推荐食材

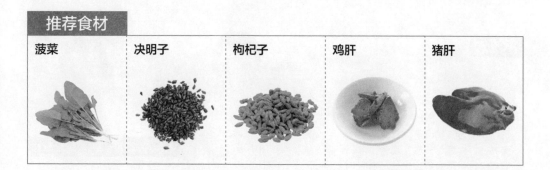

| 菠菜 | 决明子 | 枸杞子 | 鸡肝 | 猪肝 |

取穴技巧

睛明穴

患儿正立，轻闭双眼，父母将拇指置于其鼻梁旁与目内眦的中点，则拇指指尖所在的位置即是。

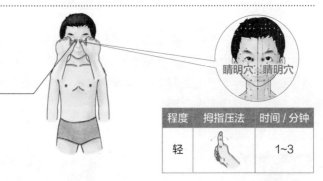

睛明穴 : 睛明穴

程度	拇指压法	时间 / 分钟
轻		1~3

风池穴

患儿背坐，父母举臂抬肘，肘约与患儿肩同高，屈肘向头，双手置于患儿耳后，掌心向头，指尖朝上，四指轻扶头（耳上）两侧。拇指指腹所在位置即是穴位。

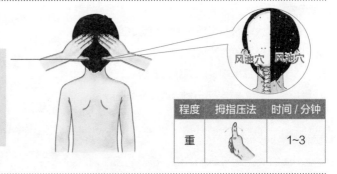

风池穴 风池穴

程度	拇指压法	时间 / 分钟
重		1~3

足三里穴

患儿正坐，屈膝 90°，手心对髌骨（左手对左腿，右手对右腿），手指朝向下，无名指指端下方与中指平行处即是该穴。

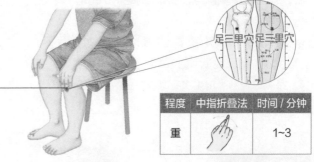

足三里穴 足三里穴

程度	中指折叠法	时间 / 分钟
重		1~3

承泣穴

患儿正坐、仰靠或仰卧，眼睛直视前方，父母食指与中指伸直并拢，食指贴于患儿鼻侧，中指指尖位于下眼眶边缘处，则中指指尖所在的位置即是该穴。

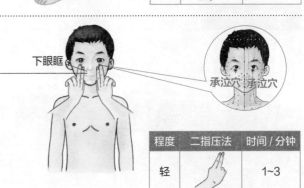

下眼眶

承泣穴 : 承泣穴

程度	二指压法	时间 / 分钟
轻		1~3

食疗保健

忌食：油炸食物、辛辣食物、荠菜、莴苣。

多食：动物肝脏、胡萝卜、鱼肝油、菠菜、西红柿。

枸杞猪肝汤：猪肝切片，与枸杞子加适量清水共煮，半小时后加适量盐调味即可。早晚各一次，适用于肝血不足所致的夜盲症。

猪肝菠菜汤：猪肝约90克，菠菜100克。按常法共煮做汤，汤成后加香油1毫升，饮服。

刮痧疗法

第一步，用面刮法刮拭背部的肝俞穴。

第二步，用平面按揉法刮拭第一、第二掌骨间的合谷穴。

第三步，用平面按揉法刮拭足三里穴；用面刮法刮拭小腿正前方的光明穴。

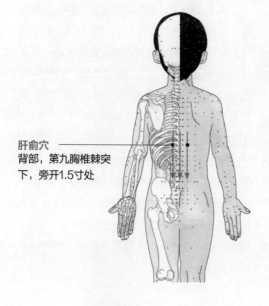

肝俞穴
背部，第九胸椎棘突下，旁开1.5寸处

足三里穴
外膝眼下直下3寸，距胫骨前嵴一横指处

光明穴
小腿外侧，当外踝尖上5寸，腓骨前缘处

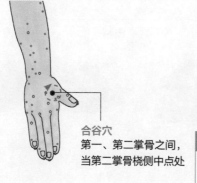

合谷穴
第一、第二掌骨之间，当第二掌骨桡侧中点处

时间	运板	次数
10~15分钟	面刮法 平面按揉法	20~30次/步

斜视

斜视是指两眼不能同时注视目标，属眼外肌疾病。小儿患斜视主要是单眼性内斜，一般由长期看电视、看电脑、打游戏、斜卧床上看书导致。视力因有差别而集中于一侧，长此以往，视力差的小儿易导致内斜。

推拿疗法

1. 从印堂穴开始绕一侧眼周 1~3 分钟，然后操作另一侧；逆时针方向按揉双侧睛明穴 1 分钟；按揉双侧太阳穴、鱼腰穴、四白穴各 1 分钟。

2. 拿捏合谷穴 15~20 次，按揉肝俞穴、肾俞穴各 1 分钟；从睛明穴向太阳穴轻抹 50 次。

注意：推拿可以消除眼疲劳，改善斜视症状，但是临床上应考虑综合治疗，以达到更好的治疗效果。

特效穴位

攒竹穴

属足太阳膀胱经经脉的穴位，在面部眉头凹陷中，眶上切迹处。

父母两手中指指腹由下往上按压患儿穴位，每次左右各（或双侧同时）按压 1~3 分钟。

瞳子髎穴

属足少阳胆经经脉的穴位，面部，目外眦旁，当眶外边缘处。

父母两手拇指相对用力垂直揉按患儿瞳子髎穴，患儿有酸、胀、痛的感觉。每天早晚各揉按 1 次，每次左右各（或双侧同时）揉按 1~3 分钟。

阳白穴

属足少阳胆经经脉的穴位，在面部，瞳孔的直上方，距离眉毛上缘约 1 寸处。

父母用拇指弯曲时的指节，从内往外轻轻刮按患儿穴位处，患儿有一种特殊的酸痛感。每天早晚各揉按 1 次，每次左右各（或双侧同时）揉按 1~3 分钟。

推荐食材

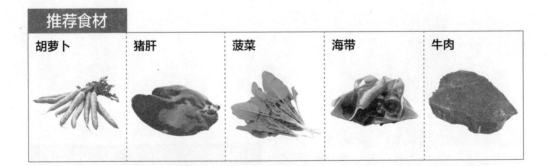

胡萝卜	猪肝	菠菜	海带	牛肉

取穴技巧

攒竹穴

患儿仰卧，父母双手中四指并拢，食指伸出，指尖向前，将食指指腹置于患儿眉棱骨凹陷处，则食指指腹所在位置即是该穴。

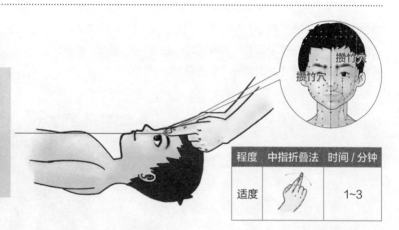

程度	中指折叠法	时间 / 分钟
适度		1~3

瞳子髎穴

患儿端坐，父母五指朝天，以两手拇指置于患儿头部侧边，太阳穴斜下、前方，两拇指指腹相对用力垂直按压处即是。

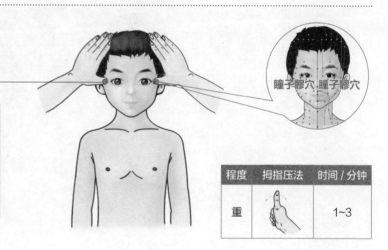

程度	拇指压法	时间 / 分钟
重		1~3

阳白穴

患儿正坐，父母举两手，轻握拳，将拇指指尖贴于患儿眉梢正上方，拇指指尖正上方的位置即是。

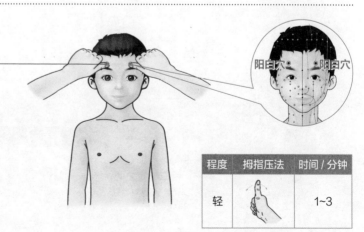

程度	拇指压法	时间 / 分钟
轻		1~3

注意事项

预防孩子斜视，要从小培养孩子良好的生活习惯，注意观察小孩的头的位置，不能让其经常偏向一侧。在孩子看书、看电视时，随时调整其坐姿，养成正确的学习、生活习惯。

刮痧疗法

第一步，用平面按揉法刮拭眼眶球后穴。

第二步，用平面按揉法刮拭第一、第二掌骨间的合谷穴。

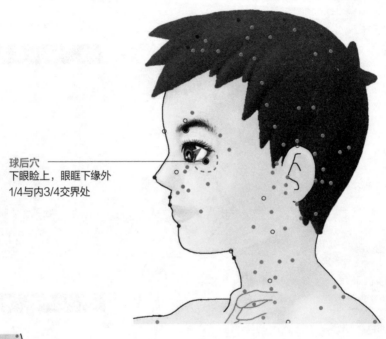

球后穴
下眼睑上，眼眶下缘外
1/4与内3/4交界处

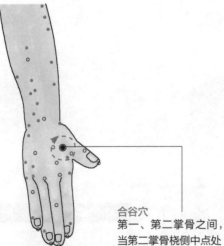

合谷穴
第一、第二掌骨之间，
当第二掌骨桡侧中点处

时间	运板	次数
10~15分钟	平面按揉法	20~30次/步

近视

近视是指在视网膜的前面成像，远处的物体聚焦不准的一种状态，由于角膜和视网膜之间距离过长，相当于眼睛晶状体的折射力过强等原因引起的。近视被认为与遗传因素有密切关系。小儿用于调节晶状体的睫状肌很有弹力，一旦睫状肌长期处于紧张状态，就容易导致近视。长期看书、玩电脑游戏、看电视过度都容易导致近视。

推拿疗法

1. 按揉双侧攒竹穴、睛明穴、四白穴各200次，以酸胀为度；从印堂穴向左右分推至太阳穴20~30次，再刮下眼眶20~30次。

2. 用双手大鱼际按揉双侧太阳穴50次；双手按揉双侧风池穴、天柱穴200次，以酸胀为度。

上述步骤每日1次，10次为1个疗程，需要3~4个疗程。

特效穴位

睛明穴

属足太阳膀胱经经脉的穴位，在目内眦旁0.1寸处，鼻梁旁的凹陷处。

父母用拇指指甲尖轻掐患儿穴位，在眼眶轻轻前后刮揉，每次左右各（或双侧同时）刮揉1~3分钟。

目窗穴

属足少阳胆经经脉的穴位，位于头部，当前发际上1.5寸，头正中线旁开2.25寸处。

父母用食指和中指轻按患儿目窗穴，每天早晚各1次，每次左右各（或双侧同时）按1~3分钟。

阳白穴

属足少阳胆经经脉的穴位，在面部，瞳孔的直上方，距离眉毛上缘约1寸处。

父母用拇指弯时的指节，从内往外轻轻刮按患儿穴位，患儿有一种特殊的酸痛感。每天早晚各按揉1次，每次左右各（或双侧同时）按揉1~3分钟。

推荐食材

菠菜	海带	枸杞子	牡蛎	决明子

取穴技巧

睛明穴

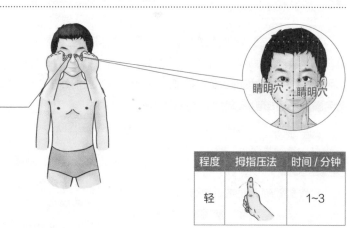

患儿正立，轻闭双眼，父母将拇指置于其鼻梁旁与目内眦的中点，则拇指指尖所在的位置即是。

程度	拇指压法	时间 / 分钟
轻		1~3

目窗穴

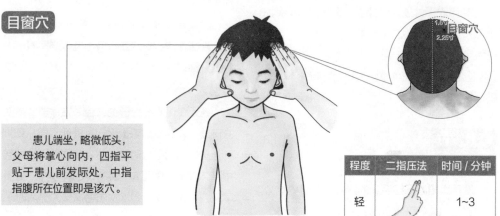

患儿端坐，略微低头，父母将掌心向内，四指平贴于患儿前发际处，中指指腹所在位置即是该穴。

程度	二指压法	时间 / 分钟
轻		1~3

阳白穴

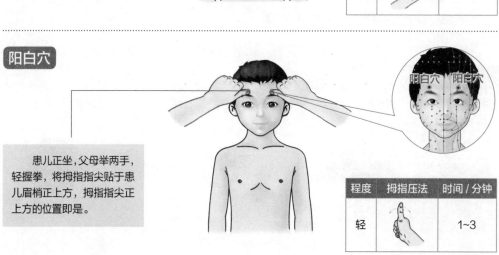

患儿正坐，父母举两手，轻握拳，将拇指指尖贴于患儿眉梢正上方，拇指指尖正上方的位置即是。

程度	拇指压法	时间 / 分钟
轻		1~3

食疗保健

忌食：大蒜、辣椒、生姜。

多食：胡萝卜、枸杞子、动物肝脏。

注意：父母要严格控制孩子的看书、看电视、上网时间，预防近视发生；多带孩子参加户外运动，眺望远处景色，缓解用眼疲劳。

刮痧疗法

第一步，用平面按揉法刮拭眼睛四周的攒竹穴、丝竹空穴；用同样的方法刮拭睛明穴、太阳穴。

第二步，用面刮法刮拭风池穴。

第三步，用平面按揉法刮拭第一、第二掌骨之间的合谷穴。

第四步，用面刮法刮拭小腿外侧的光明穴。

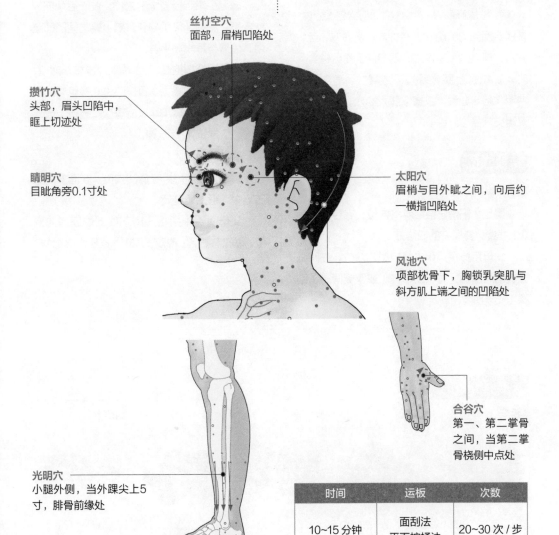

丝竹空穴
面部，眉梢凹陷处

攒竹穴
头部，眉头凹陷中，眶上切迹处

睛明穴
目眦角旁0.1寸处

太阳穴
眉梢与目外眦之间，向后约一横指凹陷处

风池穴
项部枕骨下，胸锁乳突肌与斜方肌上端之间的凹陷处

合谷穴
第一、第二掌骨之间，当第二掌骨桡侧中点处

光明穴
小腿外侧，当外踝尖上5寸，腓骨前缘处

时间	运板	次数
10~15分钟	面刮法 平面按揉法	20~30次/步

眼疲劳

眼疲劳是一种眼科常见病，主要症状表现为眼干、眼涩、眼酸胀，视物模糊甚至视力下降，直接影响着孩子的学习与生活。平时孩子看电脑、看书或看电视很长时间之后，就会有眼疲劳的现象。这种情况一旦严重，就会引发一系列眼部疾病，因此父母应当予以高度重视。

推拿疗法

1. 按揉肝俞穴、肾俞穴、命门穴各1分钟；按揉头面部的睛明穴、攒竹穴、鱼腰穴、丝竹空穴、球后穴、承泣穴、四白穴各1分钟。

2. 按揉上肢合谷穴、劳宫穴、养老穴、曲池穴各1分钟；按揉下肢太冲穴、光明穴、三阴交穴各1分钟。

特效穴位

睛明穴

属足太阳膀胱经经脉的穴位，在目内眦旁0.1寸处，鼻梁旁的凹陷处。

父母用拇指指甲尖轻掐患儿穴位，在眼眶轻轻前后刮揉，每次左右各（或双侧同时）刮揉1~3分钟。

风池穴

属足少阳胆经经脉的穴位，位于后颈部，枕骨下，胸锁乳突肌与斜方肌上端之间的凹陷中，大概与耳垂齐平。

父母用拇指指腹，由下往上揉按患儿穴位，有酸、胀、痛的感觉，重按时患儿鼻腔有酸胀感。每天早晚各揉按1次，每次左右各（或双侧同时）揉按1~3分钟。

攒竹穴

属足太阳膀胱经经脉的穴位，在面部眉头凹陷中，眶上切迹处。

父母两手中指指腹由下往上按压患儿穴位，每次左右各（或双侧同时）按压1~3分钟。

推荐食材

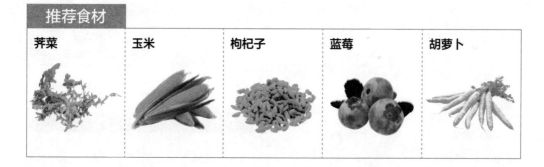

荠菜	玉米	枸杞子	蓝莓	胡萝卜

取穴技巧

睛明穴

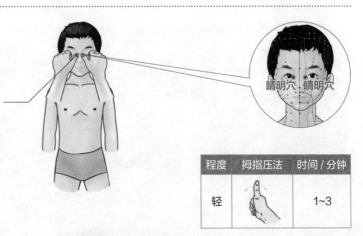

患儿正立，轻闭双眼，父母将拇指置于其鼻梁旁与目内眦的中点，则拇指指尖所在的位置即是。

程度	拇指压法	时间 / 分钟
轻		1~3

风池穴

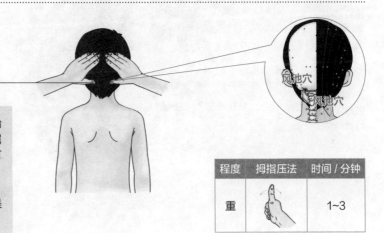

患儿背坐，父母举臂抬肘，肘约与患儿肩同高，屈肘向头，双手置于患儿耳后，掌心向头，指尖朝上，四指轻扶头（耳上）两侧。拇指指腹所在位置即是穴位。

程度	拇指压法	时间 / 分钟
重		1~3

攒竹穴

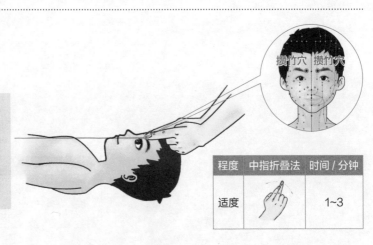

患儿仰卧，父母双手中四指并拢，食指伸出，指尖向前，将食指指腹置于患儿眉棱骨凹陷处，则食指指腹所在位置即是该穴。

程度	中指折叠法	时间 / 分钟
适度		1~3

食疗保健

忌食：大蒜、巧克力。

多食：动物肝脏、鸡蛋黄、菠菜、胡萝卜、枸杞子。

玉米粒粥：玉米粒 30 克，将玉米粒捣碎，加水煮粥。长期食用，具有明目功效。

刮痧疗法

第一步，用角刮法刮拭头部，重点刮拭百会穴；用面刮法刮拭风池穴、天柱穴。

第二步，用平面按揉法刮拭眼睛四周的攒竹穴、丝竹空穴；用同样方法刮拭睛明穴。

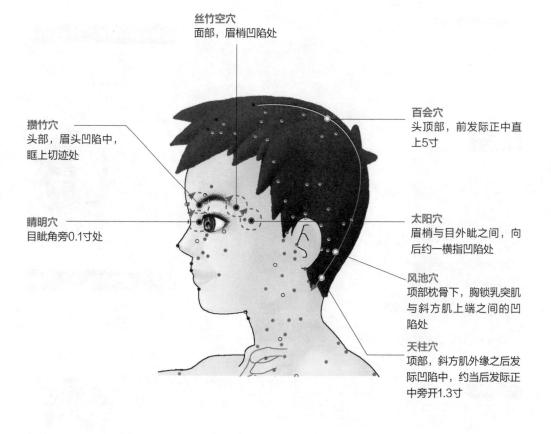

丝竹空穴
面部，眉梢凹陷处

攒竹穴
头部，眉头凹陷中，眶上切迹处

睛明穴
目眦角旁0.1寸处

百会穴
头顶部，前发际正中直上5寸

太阳穴
眉梢与目外眦之间，向后约一横指凹陷处

风池穴
项部枕骨下，胸锁乳突肌与斜方肌上端之间的凹陷处

天柱穴
项部，斜方肌外缘之后发际凹陷中，约当后发际正中旁开1.3寸

时间	运板	次数
10~15 分钟	面刮法 角刮法 平面按揉法	20~30 次 / 步

牙痛

牙痛是发生于牙齿本身的疾病和临近组织的疾病，主要症状为牙齿及牙龈红肿疼痛，多由于孩子平时不注意口腔卫生，或吃过多零食而导致，在小儿当中非常普遍。父母平时要督促孩子养成早晚刷牙、饭后漱口的好习惯，预防出现牙痛症状。

推拿疗法

1. 掐按合谷穴、按揉下关穴、按压颊车穴各 1 分钟。

2. 按揉风池穴、掐按少海穴、按揉阳溪穴各 1 分钟。

特效穴位

商阳穴

属手阳明大肠经经脉上的穴位，在食指桡侧，距离指甲角旁大约 1 分处。

父母弯曲拇指，以指甲尖垂直掐按患儿靠拇指侧的食指上的穴位，轻轻掐压，不需大力，每天左右各掐按 1~3 分钟。

阳溪穴

属手阳明大肠经经脉上的穴位，手掌侧放，翘起拇指，在手腕背侧，腕横纹两筋（拇短伸肌腱和拇长伸肌腱）间凹陷中。

父母用手轻握孩子的手背，弯曲大拇指，用指甲垂直掐按穴位，每次左右手各掐按 1~3 分钟。

颧髎穴

属手太阳小肠经经脉的穴位，位于面部，颧骨尖处的下缘凹陷处，约与鼻翼下缘平齐。即当目眦直下，颧骨下缘凹陷处。

父母以拇指指尖垂直按压穴位，力度稍由下往上轻轻揉按，每次左右各（或双侧同时）揉按 1~3 分钟。

推荐食材

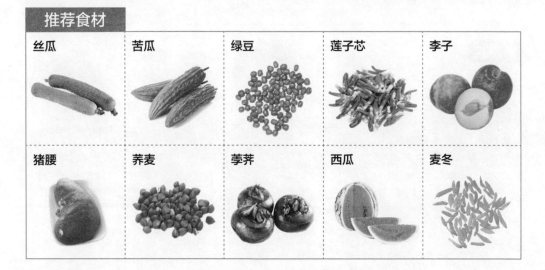

丝瓜	苦瓜	绿豆	莲子芯	李子
猪腰	荞麦	荸荠	西瓜	麦冬

取穴技巧

商阳穴

父母以右手轻握患儿左手食指，手掌背朝上，屈拇指，以指甲尖垂直掐按靠拇指侧的食指位置即是。

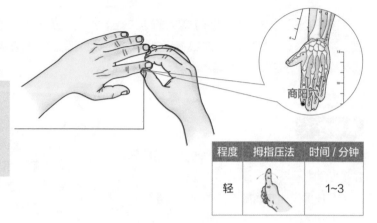

程度	拇指压法	时间 / 分钟
轻		1~3

阳溪穴

患儿将手掌侧放，拇指伸直向上翘起，在腕背桡侧，手腕横纹上侧有一凹陷处，父母用一手轻握患儿手背，弯曲拇指，用指甲垂直下按此凹陷处即是该穴。

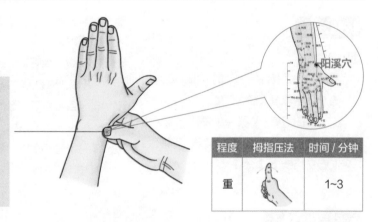

程度	拇指压法	时间 / 分钟
重		1~3

颧髎穴

患儿正坐，目视前方，口唇稍微张开（更易深入穴位），父母轻举双手，指尖朝上，掌心朝向面颊，拇指指腹放于患儿脸颊两侧，由下向上推，至颧骨尖处的下缘凹陷，约与鼻翼下缘平齐处即是该穴。

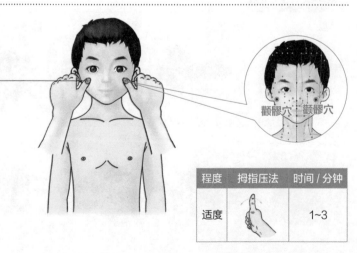

程度	拇指压法	时间 / 分钟
适度		1~3

食疗保健

忌食：酸性食品、冷饮、辛辣食物、油腻食物。

多食：南瓜、西瓜、芹菜、胡萝卜。

绿豆鸡蛋糖水：绿豆 100 克捣碎，放锅中加适量水煮至烂熟，取鸡蛋 1 个打入汤内，加入适量冰糖，蛋熟后搅匀即可。适用于风热牙痛。

刮痧疗法

第一步，用平面按揉法刮拭耳边的下关穴、颊车穴。

第二部，用垂直按揉法刮拭内庭穴。

第三步，用平面按揉法刮拭合谷穴。

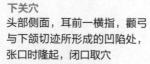

下关穴
头部侧面，耳前一横指，颧弓与下颌切迹所形成的凹陷处，张口时隆起，闭口取穴

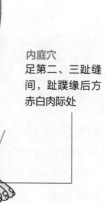

内庭穴
足第二、三趾缝间，趾蹼缘后方赤白肉际处

颊车穴
下颌角前上方约一横指，按之凹陷处

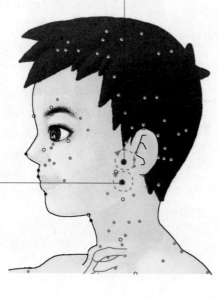

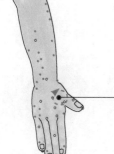

合谷穴
第一、第二掌骨之间，当第二掌骨桡侧中点处

时间	运板	次数
10~15 分钟	平面按揉法 垂直按揉法	20~30 次 / 步

落枕

落枕又称"失枕"，是一种常见病，主要表现为入睡前并无任何症状，晨起后却感到项背部明显酸痛，颈部活动受限。一般起于睡眠之后，与睡枕及睡眠姿势有密切关系，因此预防落枕很重要。首先孩子枕头不宜过高、过硬，睡觉时用被子盖好颈部，夏不吹电扇，冬不对窗，并经常给孩子做颈部刮痧和推拿按摩治疗。

推拿疗法

1. 按揉列缺穴 1~2 分钟，一手扶患儿头部，另一手在患儿颈部做前屈后伸、左右侧屈和左右旋转运动约 5 分钟。

2. 拿捏风池穴、肩井穴、阿是穴约 5 分钟。

特效穴位

后溪穴

属手太阳小肠经经脉的穴位，在手掌尺侧，微微握拳，当第五指掌关节后远侧，掌横纹头赤白肉际处。

患儿轻握拳，弯曲拇指，父母用拇指垂直向着患儿掌心方向下压患儿穴位，每次各掐按 1~3 分钟。

天柱穴

项部，斜方肌外缘之后发际凹陷中，约当后发际正中旁开 1.3 寸

父母以大拇指指腹由下往上轻出力揉按，每次左右各（或双侧同时）按揉 1~3 分钟。

肩井穴

属足少阳胆经经脉的穴位，肩上前直乳中，大椎穴与肩峰端连线的中点处。

父母以中间三指放在肩颈交会处，用中指指腹向下揉按患儿穴位，患儿有特殊酸麻、胀痛的感觉。每天早晚各按压 1 次，每次左右各（或双侧同时）按压 1~3 分钟。

推荐食材

香菇	黑木耳	海带	鸡蛋	豆腐
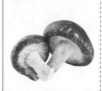		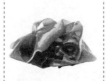		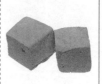

取穴技巧

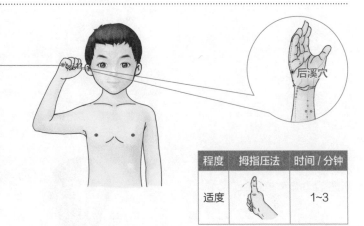

患儿伸臂屈肘向头，前臂与上臂约呈 45 度角，轻握拳，手掌感情线之尾端在小指下侧边突起如一火山口状处即是该穴。

程度	拇指压法	时间 / 分钟
适度		1~3

天柱穴

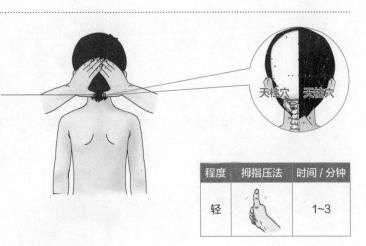

患儿背坐，父母双手举起，抬肘，掌心朝前，向着患儿后头部，指尖朝上，将拇指指腹置于枕骨正下方凹陷处，即大筋（斜方肌）外两侧凹陷处，则拇指指腹所在的位置即是。

程度	拇指压法	时间 / 分钟
轻		1~3

肩井穴

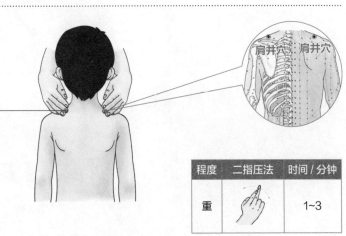

患儿正坐，父母把手放在患儿肩上，以中间三指放在患儿肩颈交会处，中指指腹所在位置即是。

程度	二指压法	时间 / 分钟
重		1~3

食疗保健

多食：骨头汤、牛奶、豆制品、新鲜蔬菜、钙片。

刮痧疗法

第一步，用面刮法刮拭后颈部的风池穴，并沿颈椎从上往下刮拭风池穴一带。

第二步，用面刮法刮拭腕关节背面的外关穴。

第三步，用面刮法刮拭小腿外侧、外踝尖上方的悬钟穴。

风池穴
项部枕骨下，胸锁乳突肌与斜方肌上端之间的凹陷处

外关穴
前脊背侧，阳池穴与肘尖连线上，腕背横纹上2寸，尺骨与桡骨之间

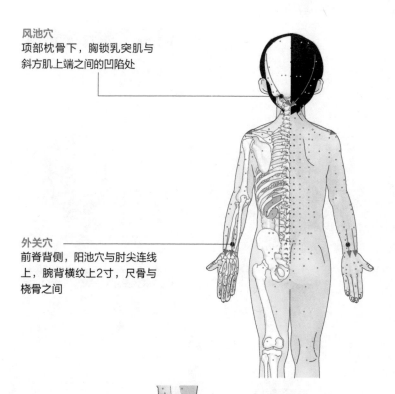

悬钟穴
小腿外侧，外踝尖上3寸处

时间	运板	次数
10~15 分钟	面刮法	20~30 次 / 步

坐骨神经痛

坐骨神经痛是由于坐骨神经发生病变，并沿坐骨神经经过地区发生的疼痛症状群，主要表现为坐骨神经分布地区，即腰椎部、大腿、小腿后外侧和足外侧发生的以疼痛为主的综合症状。学龄儿童常坐在教室内不活动，时间一久，容易造成坐骨神经痛。

推拿疗法

1. 父母双手放在患儿的腰骶部和臀部轻揉约 10 分钟。

2. 按揉肝俞穴、脾俞穴、肾俞穴、大肠俞穴、委中穴各 1 分钟。

特效穴位

殷门穴

属足太阳膀胱经经脉的穴位，在大腿后面，当承扶穴与委中穴的连线上，在承扶穴下 6 寸处。

父母伸直四指，用拇指指腹揉按患儿该穴，每次左右各揉按 1~3 分钟。

委中穴

属足太阳膀胱经经脉的穴位，在膝盖里侧中央。

父母用食指指腹用力向内按揉，每次左右各（或双侧同时）揉按 1~3 分钟。

环跳穴

属足少阳胆经经脉的穴位，在股外侧部，侧卧屈股，股骨大转子最突点与骶骨裂孔连线的外 1/3 与中 1/3 交点处。

父母用拇指指腹用力向内揉按，每次左右各（或双侧同时）揉按 3~5 分钟。

注意事项

患有坐骨神经痛的孩子最好不要睡软床，平时要注意多做运动锻炼身体，并注意保暖，避免受寒受湿。

父母要为患有坐骨神经痛的孩子合理搭配饮食，要科学控制孩子饮食的量和质，严禁其暴饮暴食，还要注意为孩子补充维生素和膳食纤维。

推荐食材

牛奶	玉米	胡萝卜	白果	核桃

取穴技巧

殷门穴

患儿俯卧，父母双手在后，手心朝向患儿腿部，四指并拢，放于大腿后正中，拇指所在的位置即是该穴位。

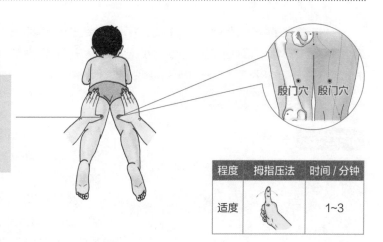

程度	拇指压法	时间 / 分钟
适度		1~3

委中穴

患儿俯卧，父母双手轻握患儿大腿两侧，拇指在上，其余四指在下；拇指放于膝盖里侧，即腿弯的中央，则拇指所在的位置即是该穴。

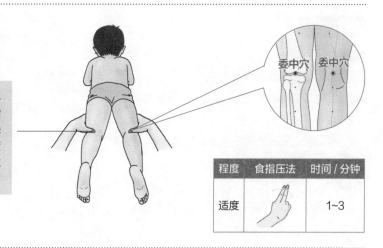

程度	食指压法	时间 / 分钟
适度		1~3

环跳穴

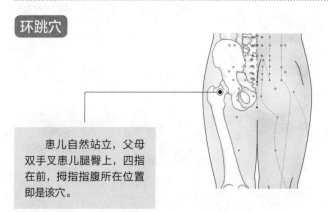

患儿自然站立，父母双手叉患儿腿臀上，四指在前，拇指指腹所在位置即是该穴。

程度	拇指压法	时间 / 分钟
适度		3~5

刮痧疗法

第一步，用面刮法或平面按揉法刮拭患儿腿部外侧面的阳陵泉穴，然后从阳陵泉穴向下刮至悬钟穴，用平面按揉法刮拭踝部的昆仑穴。

第二步，用面刮法刮拭臀部大腿外侧的环跳穴。

第三步，用面刮法从上而下刮拭殷门穴、委中穴、承山穴。

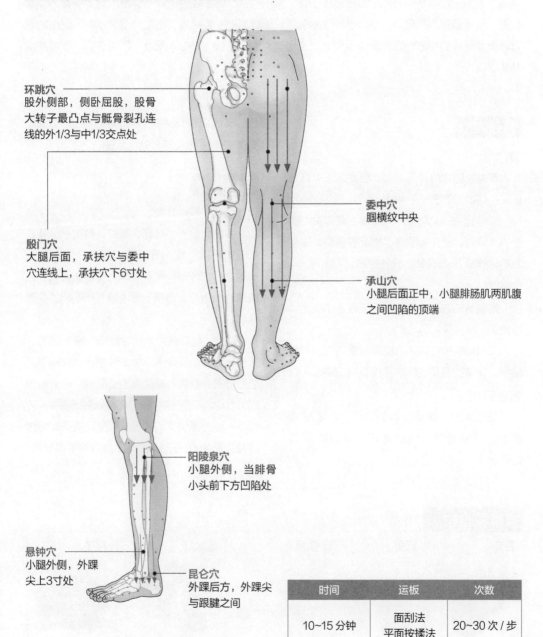

环跳穴
股外侧部，侧卧屈股，股骨大转子最凸点与骶骨裂孔连线的外1/3与中1/3交点处

殷门穴
大腿后面，承扶穴与委中穴连线上，承扶穴下6寸处

委中穴
腘横纹中央

承山穴
小腿后面正中，小腿腓肠肌两肌腹之间凹陷的顶端

阳陵泉穴
小腿外侧，当腓骨小头前下方凹陷处

悬钟穴
小腿外侧，外踝尖上3寸处

昆仑穴
外踝后方，外踝尖与跟腱之间

时间	运板	次数
10~15 分钟	面刮法平面按揉法	20~30 次 / 步

脑震荡

儿童脑震荡常常是由于父母在看护孩子的过程中，不小心给孩子做了一些剧烈动作，比如为哄孩子高兴，将孩子抛高、剧烈摇晃孩子等。孩子的各个组织较为柔软，头部相对大而重，颈部软弱，一旦遇到剧烈震动，很容易导致脑震荡。脑震荡的主要病理变化是脑组织水肿，受伤的患者可出现短暂的神志恍惚或意识丧失，以及出现头痛、头昏、恶心、呕吐、面色苍白、嗜睡或抽筋等症状。

特效穴位

哑门穴

属督脉的穴位，在项部，后发际正中直上0.5寸，第一颈椎下。

父母拇指指尖向下，用指腹（或指尖）揉按患儿穴位，患儿有酸痛、胀麻的感觉。每次左右各揉按3~5分钟，先左后右。

强间穴

属督脉的穴位，在头部后发际正中直上4寸处。

父母用中指和食指指腹揉按患儿穴位，有酸痛、胀麻的感觉。每次揉按1~3分钟。

听宫穴

属手太阳小肠经经脉的穴位，在面部耳屏前，下颌骨髁状突的后方，张口时呈凹陷处。

父母以拇指指尖轻轻揉按穴位，每次左右各（或两侧同时）1~3分钟。

食疗保健

忌食：辛辣食物。

多食：山楂、葡萄、黑豆、枸杞子、鱼。

川芎茶：取川芎6克、绿茶3克，加水煎煮之后，取药汁代茶饮用。有活血止痛、祛风通窍的功效，适用于淤血阻滞所引起的头痛症状。

注意：脑震荡的患儿要卧床休息1~2周，且要保证居室及周围环境安静整洁、光线柔和、温度适宜，避免对其脑部造成刺激，还要减少脑力劳动，不要看电视，也不要长时间看书，可以听一些旋律优美的音乐。注意让孩子调节情绪及心理状态，消除其恐惧、焦虑等不良情绪。

推荐食材

豆浆	鸡蛋	天麻	黑木耳	枸杞子

取穴技巧

哑门穴

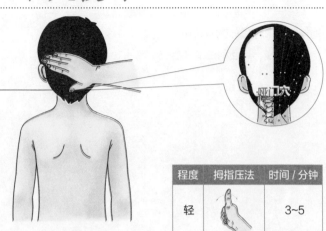

患儿背坐，父母伸右手过患儿颈部，置于后脑处，掌心向头，扶住后脑勺，四指指尖向头侧面（耳朵上方），拇指指腹所在处即是。

程度	拇指压法	时间 / 分钟
轻		3~5

强间穴

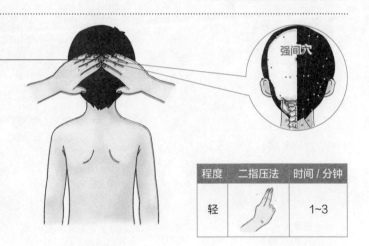

患儿背坐或俯卧，父母伸双手置于患儿后脑处，掌心向头，扶住后脑勺，四指指尖并拢向头顶，中指指尖相碰触所在位置即是。

程度	二指压法	时间 / 分钟
轻		1~3

听宫穴

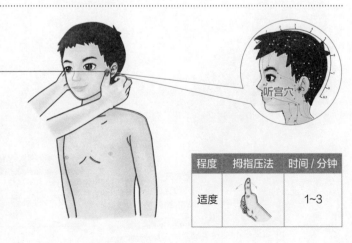

患儿正坐，目视前方，口微张开。父母举双手，将拇指指尖置于患儿耳屏前凹陷正中处，则拇指指尖所在位置即是该穴。

程度	拇指压法	时间 / 分钟
适度		1~3

刮痧疗法

第一步，用角刮法刮拭头顶四神聪穴，用同样的方法刮拭前额神庭穴。

第二步，用面刮法刮拭后发际风池穴。

第三步，用面刮法刮拭腹部上脘穴。

第四步，用面刮法刮拭前臂阴面内关穴，用平面按揉法刮拭第一、二掌骨间的合谷穴。

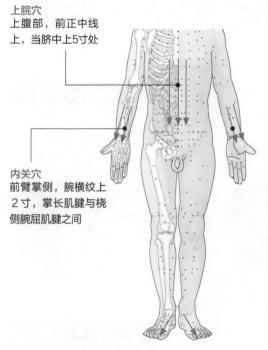

上脘穴
上腹部，前正中线上，当脐中上5寸处

内关穴
前臂掌侧，腕横纹上2寸，掌长肌腱与桡侧腕屈肌腱之间

合谷穴
第一、第二掌骨之间，当第二掌骨桡侧中点处

四神聪穴
头顶部，当百会穴前后左右各1寸处，共4个穴位

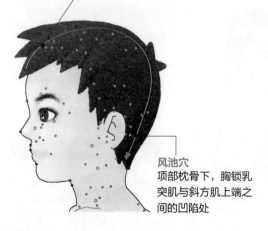

神庭穴
头部，当前发际正中直上0.5寸处

风池穴
项部枕骨下，胸锁乳突肌与斜方肌上端之间的凹陷处

时间	运板	次数
10~20 分钟	角刮法 面刮法 平面按揉法	20~30 次 / 步

脑炎后遗症

小儿脑炎后遗症是指脑炎治疗后，还残留有神经、精神症状的疾病。脑炎病情轻重不等，轻者可自行缓解，危重者可导致后遗症甚至死亡。脑炎后遗症的主要症状表现为运动、感觉、意识、植物神经、精神等不同障碍或可兼而有之。临床上表现为突然意识丧失、突然跌倒、四肢抽搐、口吐白沫或口中怪叫等，醒后如常人。

特效穴位

大椎穴

属督脉的穴位，位于背部正中线上，第七颈椎棘突下凹陷中。

父母拇指指尖向下，用指腹（或指尖）揉按患儿穴位，患儿有酸痛、胀麻的感觉。每次揉按1~3分钟。

风府穴

属督脉的穴位，位于后颈部，当后发际正中直上1寸，枕外隆凸直下，两侧斜方肌之间凹陷处。

父母大拇指指尖相互叠加向下，用指腹（或指尖）揉按患儿穴位，患儿有酸痛、胀麻的感觉。每次揉按1~3分钟。

新设穴

属经外穴位，在项部，风池穴直下，后发际下1寸，平第四颈椎横突端。

父母拇指指尖向下，用指腹（或指尖）揉按患儿穴位，患儿有酸痛、胀麻的感觉。每次左右各揉按1~3分钟，先左后右。

食疗保健

1. 瓜藤芦根汤：取黄瓜藤30克，鲜芦根50克，白糖12克。将黄瓜藤、鲜芦根加水煮20分钟，加白糖饮用，适用于脑炎后遗症的患儿。

2. 苋菜荸荠粥：取苋菜50克，荸荠200克，冰糖15克，粳米50克。将苋菜洗净切碎，荸荠洗净去皮切片。将以上各种原料加水煮粥食用，适用于脑炎后遗症的患儿。

推荐食材

油菜	土豆	豆腐	豌豆	芹菜

取穴技巧

大椎穴

患儿背坐或俯卧，父母把手放在患儿颈部背后正中线上，第七颈椎棘突下凹陷中即是。

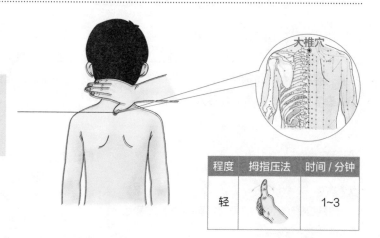

程度	拇指压法	时间 / 分钟
轻		1~3

风府穴

患儿背坐或俯卧，父母伸左手置于患儿后脑处，掌心向头，扶住后脑勺，四指指尖向头顶，拇指指尖所在位置即是穴位。

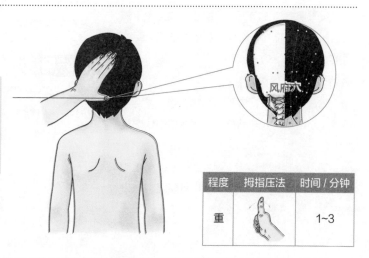

程度	拇指压法	时间 / 分钟
重		1~3

新设穴

患儿背坐，父母将手放于患儿项部后发际下约1寸处，平第四颈椎横突端即是该穴。

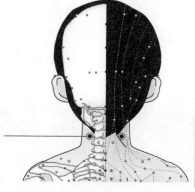

程度	拇指压法	时间 / 分钟
轻		1~3

刮痧疗法

第一步，用面刮法刮拭后头部哑门穴、风池穴，用同样的方法刮拭手肘处的曲池穴。

第二步，用面刮法从上到下刮拭阳陵泉穴和悬钟穴。

第三步，用垂直按揉法刮拭太冲穴。

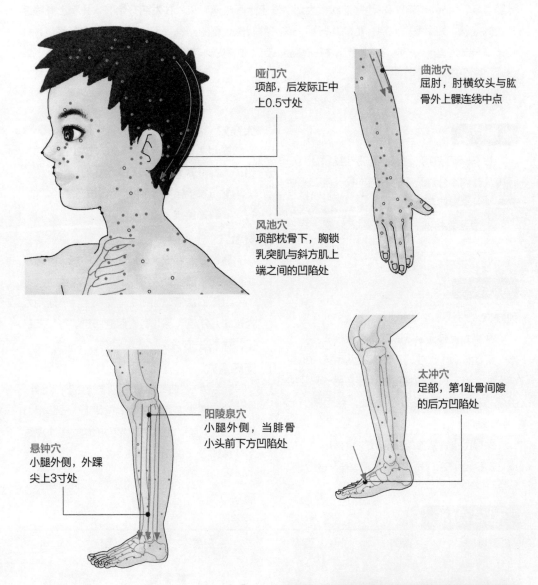

哑门穴
项部，后发际正中上0.5寸处

风池穴
项部枕骨下，胸锁乳突肌与斜方肌上端之间的凹陷处

曲池穴
屈肘，肘横纹头与肱骨外上髁连线中点

阳陵泉穴
小腿外侧，当腓骨小头前下方凹陷处

悬钟穴
小腿外侧，外踝尖上3寸处

太冲穴
足部，第1趾骨间隙的后方凹陷处

时间	运板	次数
10~15分钟	面刮法 垂直按揉法	20~30次/步

支气管炎

支气管炎在小儿时期很常见，一年四季都可发病，在冬、春季节达到高峰。其发病过程通常伴随鼻塞、流涕、咳嗽、发热等症状，大都继发于上呼吸道感染。在发病开始时，先有上呼吸道感染的症状，如鼻塞、流涕。婴幼儿时期，有一种特殊类型的支气管炎，称喘息型支气管炎，多见于2岁以下虚胖小儿。这类患儿往往有湿疹及过敏病史，若治疗不及时，往往发展为支气管哮喘，父母应该特别注意。

推拿疗法

1. 开天门20次，推脾经、肺经各100次，运内八卦约1分钟，顺时针方向揉天突和膻中穴各1分钟，每日2次。

2. 点压大椎穴、肺俞穴各200次，每日2次。

特效穴位

列缺穴

属手太阴肺经经脉的穴位，在桡骨茎突上方，腕横纹上1.5寸处。即左右两手虎口相互交叉时，当一只手的食指指端压在另一只手的手腕后桡骨茎突上之小凹窝处，约距腕关节1.5寸处。

父母用食指指腹揉按，或用食指指甲尖掐按，先左手后右手，每次各揉（掐）按1~3分钟。

大杼穴

属足太阳膀胱经经脉的穴位，在背部，当第一胸椎棘突下，旁开1.5寸处。

父母举手抬肘，用中指指腹按压患儿穴位，每次左右各揉按1~3分钟。

灵台穴

属督脉的穴位，在背部后正中线上，第六胸椎棘突下凹陷处。

父母把食指叠加在中指指背上，一起用力揉按患儿穴位，患儿有刺痛的感觉。每次左右手各揉按3~5分钟，先左后右。

巨阙俞穴

属经外穴，在背部第四胸椎棘突下凹陷处。

父母把食指叠加在中指指背上，一起用力揉按患儿穴位，患儿有刺痛的感觉。每次左右手各揉按3~5分钟，先左后右。

推荐食材

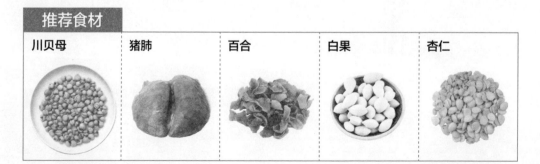

川贝母	猪肺	百合	白果	杏仁

取穴技巧

列缺穴

父母让患儿将双手拇指张开，两手虎口接合成交叉形。患儿一手食指压在另一手桡骨茎状突起上部，食指指尖到达的位置即是。

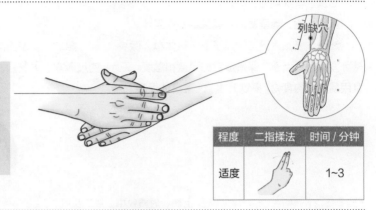

程度	二指揉法	时间 / 分钟
适度		1~3

大杼穴

患儿背坐，头微向前俯，父母双手举起，并拢食指、中指，其他手指弯曲，越过肩伸向患儿背部，将中指指腹置于颈椎末端最高的骨头尖（第七颈椎）下的棘突（第一胸椎的棘突）下方，则食指指尖所在的位置即是该穴。

颈椎末端

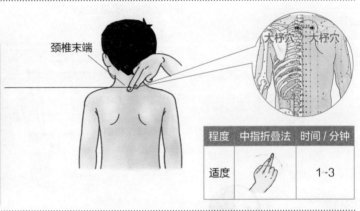

程度	中指折叠法	时间 / 分钟
适度		1-3

灵台穴

患儿背坐，父母双手向前，将中指指腹置于患儿背部后正中线上第六胸椎棘突下凹陷处，中指指腹所在位置即是该穴。

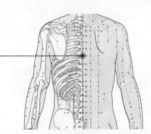

程度	中指折叠法	时间 / 分钟
适度		3~5

巨阙俞穴

患儿背坐，父母双手向前，将中指指腹置于背部第四胸椎棘突下凹陷处，中指指腹所在位置即是该穴。

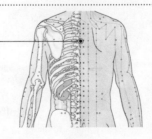

程度	中指折叠法	时间 / 分钟
适度		3~5

97

食疗保健

忌食：辛辣食物、冷饮。

多食：粥、鸡蛋羹、新鲜蔬菜、水果汁。

注意：患支气管炎的孩子要注意休息，保
持卧室的空气流通，保持适宜的温度和湿度，
食用易消化的食物，多饮开水，注重身体保暖。

刮痧疗法

第一步，用面刮法刮拭背部风门穴、肺
俞穴。

第二步，用面刮法从上向下分别刮拭上肢
的尺泽穴、太渊穴。

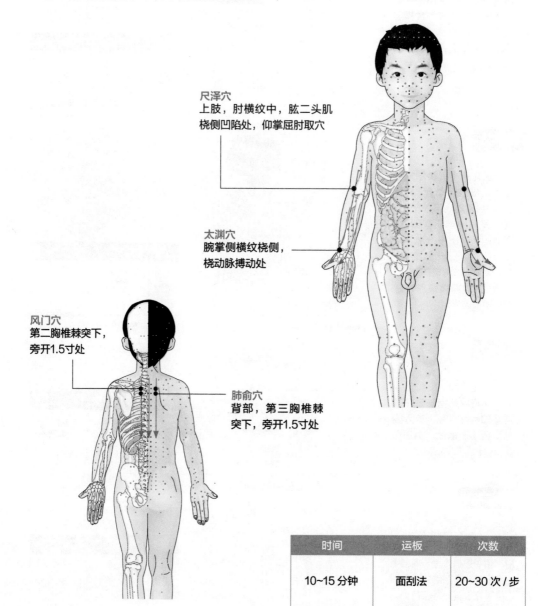

尺泽穴
上肢，肘横纹中，肱二头肌
桡侧凹陷处，仰掌屈肘取穴

太渊穴
腕掌侧横纹桡侧，
桡动脉搏动处

风门穴
第二胸椎棘突下，
旁开1.5寸处

肺俞穴
背部，第三胸椎棘
突下，旁开1.5寸处

时间	运板	次数
10~15 分钟	面刮法	20~30 次 / 步

支气管肺炎

支气管肺炎是小儿常患的肺炎之一。引起小儿肺炎的原因多为病毒、细菌及病原体。孩子一旦感冒，应该赶快治疗，并对孩子细心观察，预防出现支气管肺炎。小儿肺炎多为急症，常表现为发热、咳嗽、睡眠不安、腹泻、恶心呕吐等症状。中医疗法在小儿支气管肺炎方面的疗效显著，父母可以通过按摩和刮痧的方法为孩子治疗，免去其服药、打针之苦。

特效穴位

膻中穴

属任脉的穴位，在胸部，正中线上，两乳头之间连线的中点。

父母双手中指同时用力揉按患儿穴位，患儿有刺痛的感觉。每次各揉按1~3分钟，先左上右下，后右上左下。

中府穴

属手太阳肺经经脉的穴位，孩子乳头外侧旁开三横指，往上直推三条肋骨处即是本穴（平第一肋间隙）。

父母右手食指、中指、无名指并拢，向外顺时针方向揉按患儿左胸中府穴，再用左手以同样方式，逆时针方向揉按右胸中府穴，各1~3分钟。

食疗保健

忌食：辛辣、油腻食物，甜食、冷饮。

多食：牛奶、稀粥、鸡蛋羹、米汤。

杏仁猪肺汤：猪肺1具，洗净切块；生姜15克切片。锅中放油少许，烧热后放入姜片及猪肺翻炒，再放入杏仁30克，加适量胡椒粉、酱油、盐调味后，加适量水用小火煨炖至熟烂即可。

注意：患有支气管炎，并且经常反复的孩子，父母平时要帮助他们加强体育锻炼，让其多喝水，以助出汗退热。同时注意保持居室适宜湿度。

推荐食材

猪瘦肉	川贝母	芡实	杏仁	百合
陈皮	核桃	丝瓜	竹笋	牛肉

取穴技巧

膻中穴

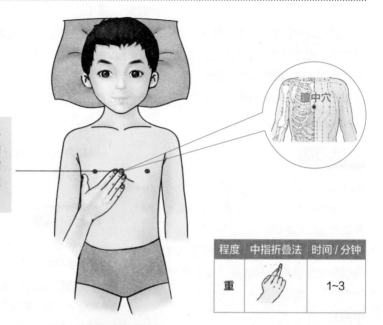

患儿仰卧，父母伸手向患儿胸，手掌放松，约成瓢状，掌心向下，中指指尖置于双乳中点的位置即是。

程度	中指折叠法	时间 / 分钟
重		1~3

中府穴

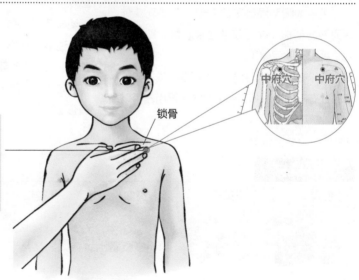

锁骨

患儿正坐或仰卧，父母将右手三指（食指、中指、无名指）并拢，放在患儿锁骨下窝下，中指指腹所在的锁骨外端下即是。

程度	摩揉法	时间 / 分钟
适度		1~3

刮痧疗法

第一步，用面刮法刮拭身柱穴、肺俞穴。

第二步，用面刮法从内向外刮拭肩井穴。

第三步，用面刮法从上往下刮拭前胸膻中穴。

第四步，用疏理经气法从上往下刮拭前臂阳面曲池穴、手三里穴；用同样方法刮拭前臂阴面孔最穴、太渊穴。

第五步，用面刮法刮拭小腿下方丰隆穴。

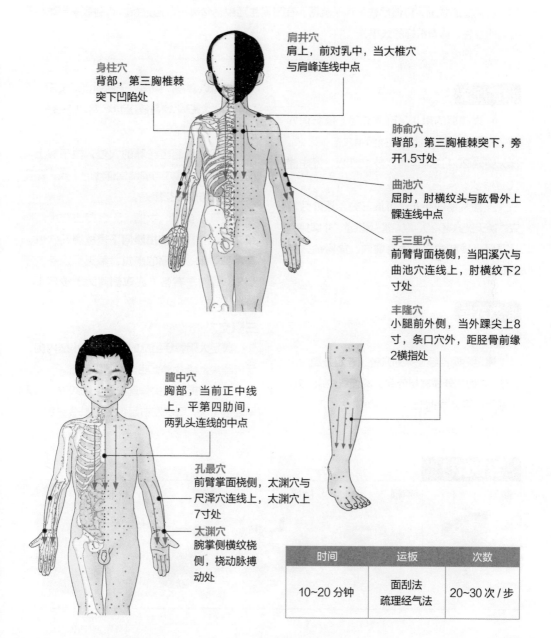

肩井穴
肩上，前对乳中，当大椎穴与肩峰连线中点

身柱穴
背部，第三胸椎棘突下凹陷处

肺俞穴
背部，第三胸椎棘突下，旁开1.5寸处

曲池穴
屈肘，肘横纹头与肱骨外上髁连线中点

手三里穴
前臂背面桡侧，当阳溪穴与曲池穴连线上，肘横纹下2寸处

丰隆穴
小腿前外侧，当外踝尖上8寸，条口穴外，距胫骨前缘2横指处

膻中穴
胸部，当前正中线上，平第四肋间，两乳头连线的中点

孔最穴
前臂掌面桡侧，太渊穴与尺泽穴连线上，太渊穴上7寸处

太渊穴
腕掌侧横纹桡侧，桡动脉搏动处

时间	运板	次数
10~20分钟	面刮法 疏理经气法	20~30次/步

气喘

　　小儿气喘的发病常与外部环境的变化有关，另外，家族病史对患儿的影响也很大。预防小儿气喘，父母要做好前期保护工作，尽量避免环境引发的病症，须特别留意孩子是否有呼吸衰竭的征兆，例如嘴唇发紫、用力呼吸但胸部起伏小、呼吸微弱、急躁不安、意识改变等缺氧现象。遇到这些紧急的状况，应该尽快带孩子就医。在日常生活中，父母可以通过按摩和刮痧来预防小儿气喘的发生，具有很好的效果。

推拿疗法

　　1. 发病期的患儿，可清肺经、揉肺俞穴各200次，搓摩胁肋、推揉膻中穴各100次，揉天突穴200次，运内八卦100次，揉丰隆穴200次。

　　2. 缓解期的患儿，可推三关、揉外劳宫穴、揉天突穴各200次，加补肺经、补脾经、补肾经、揉肺俞穴、揉脾俞穴、揉肾俞穴各200次。

特效穴位

丰隆穴

　　属足阳明胃经经脉的穴位，在足外踝尖上8寸（大约在外膝眼与外踝尖的连线中点）处，距胫骨前缘2横指处。

父母以食指、中指、无名指指腹按压（中指用力），每日早晚各按压1次，每次1~3分钟。

肩井穴

　　属足少阳胆经经脉的穴位，位于肩上，前直乳中，大椎穴与肩峰端连线的中点，即乳头正上方与肩线交接处。

　　父母以食指、中指、无名指放在患儿肩颈交会处，用中指指腹向下揉按患儿穴位，有特殊酸麻、胀痛的感觉。每天早晚各按压1次，每次左右各（或双侧同时）按压1~3分钟。

三阴交穴

　　属足太阴脾经经脉的穴位，在小腿内侧，足内踝尖上缘3寸，胫骨内侧缘后方。

　　父母以拇指指尖垂直按压患儿穴位，每天早晚各1次，每次左右足各按压1~3分钟。

推荐食材

南瓜	芦根	枇杷	蜂蜜	柚子
	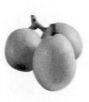		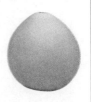	

取穴技巧

肩井穴

患儿正坐，父母把手放在患儿肩上，以食指、中指、无名指放在患儿肩颈交会处，中指指腹所在位置的穴位即是。

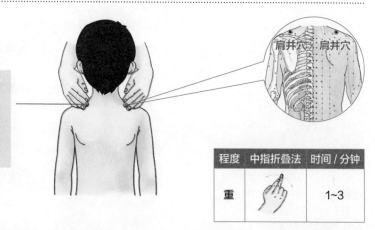

程度	中指折叠法	时间 / 分钟
重		1~3

丰隆穴

患儿正坐、屈膝、垂足，父母一手放于患儿腿的侧部，其中中指位于外膝眼到外踝尖连线的中点处，则中指指腹所在位置即是穴位。

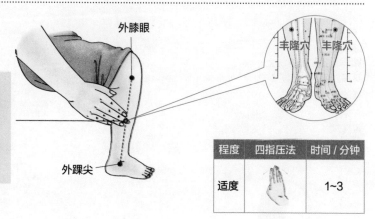

程度	四指压法	时间 / 分钟
适度		1~3

三阴交穴

患儿正坐，抬脚置另一腿上，父母以一手（除大拇指外）四指并拢伸直，并将小指置于患儿足内踝尖上缘处，则食指下、内踝尖正上方胫骨内侧缘后方即是该穴。

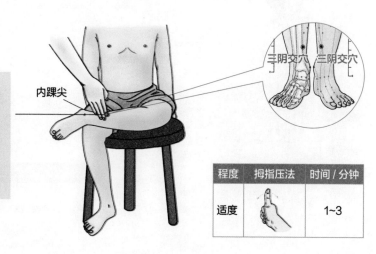

程度	拇指压法	时间 / 分钟
适度		1~3

食疗保健

忌食：鱼虾等海鲜类、过咸食物、辛辣、刺激性食物。

多食：豆类及豆制品、苹果、蔬菜。

刮痧疗法

第一步，用角刮法刮拭前胸天突穴、中府穴至膻中穴一带，由上到下、由内向外。

第二步，用面刮法刮拭背部定喘穴至肺俞穴处。

第三步，用面刮法刮拭腰部志室穴一带。

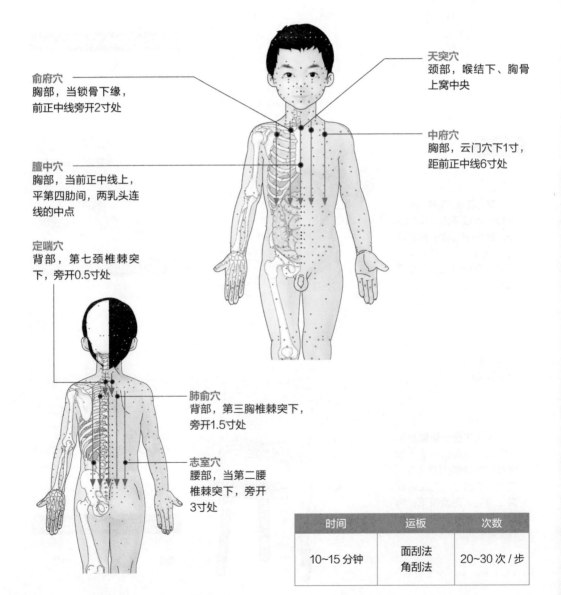

俞府穴
胸部，当锁骨下缘，
前正中线旁开2寸处

膻中穴
胸部，当前正中线上，
平第四肋间，两乳头连
线的中点

定喘穴
背部，第七颈椎棘突
下，旁开0.5寸处

天突穴
颈部，喉结下、胸骨
上窝中央

中府穴
胸部，云门穴下1寸，
距前正中线6寸处

肺俞穴
背部，第三胸椎棘突下，
旁开1.5寸处

志室穴
腰部，当第二腰
椎棘突下，旁开
3寸处

时间	运板	次数
10~15分钟	面刮法 角刮法	20~30次/步

贫血

　　贫血是小儿中常见的一种病症。引起贫血的原因较为复杂，缺铁、铅中毒、饮食过于精细等情况都有可能造成贫血。此处所指"贫血"为"营养性缺铁性贫血"，通过按摩和刮痧，并在饮食上多加注意，治愈率较高。小儿贫血在早期常常被父母忽视，等到确诊时，贫血程度已经很严重。父母可以通过刮痧和按摩的方式来辅助治疗，一般 2~3 个月内可初见疗效。

推拿疗法

　　1. 由尾椎两旁开始，沿脊椎向上捏至大椎穴两旁，共捏脊 10 遍，在脾腧、肾腧及大肠穴揉压 3~5 分钟。

　　2. 以肚脐为中心，顺时针方向由小到大揉腹部 3 分钟，后在双侧天枢穴揉压 5 分钟。父母双手用力要柔和，先轻后重，每次 15~20 分钟，每日 1 次，7~10 日为 1 个疗程。

特效穴位

血海穴

　　属足太阴脾经经脉穴位，屈膝，在大腿内侧，髌底内侧端上 2 寸处，当股四头肌内侧头的隆起处。

　　父母用拇指垂直按压穴位，每天早晚各 1 次，每次左右穴位各按压 3~5 分钟。

小海穴

　　属手太阳小肠经经脉的穴位，在肘内侧，当尺骨鹰嘴与肱骨内上髁之间的凹陷处。

　　父母以拇指指腹垂直揉按穴位，每次左右各揉按 1~3 分钟。

足三里穴

　　属足阳明胃经经脉的穴位，位于小腿前外侧，当犊鼻穴下 2.2 寸，距胫骨前嵴一横指（中指）处。

　　父母以中指指腹垂直用力按压，每日早晚各按压 1 次，每次 1~3 分钟。

推荐食材

红枣	猪肝	桂圆	胡萝卜	菠菜
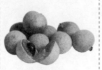				

取穴技巧

血海穴

患儿正坐，跷一脚置于另一膝上，父母将一手（拇指除外）四指并拢，小指指尖置于患儿膝盖内侧上角，则食指指腹所在位置即是该穴。

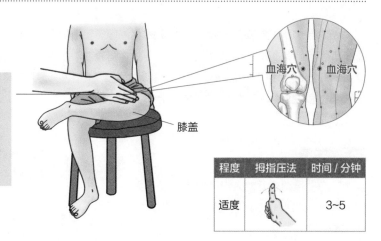

膝盖

程度	拇指压法	时间 / 分钟
适度		3~5

小海穴

患儿伸臂屈肘向头，上臂与前臂约呈90度。父母一手轻握患儿肘尖，拇指指腹所在的两骨（尺骨鹰嘴与肱骨内上髁）间凹陷处即是该穴。

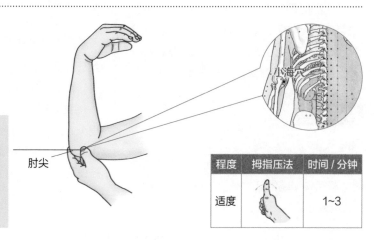

肘尖

程度	拇指压法	时间 / 分钟
适度		1~3

足三里穴

患儿正坐，屈膝90°，手心对髌骨（左手对左腿，右手对右腿），手指朝向下，无名指指端下方与中指平行处即是该穴。

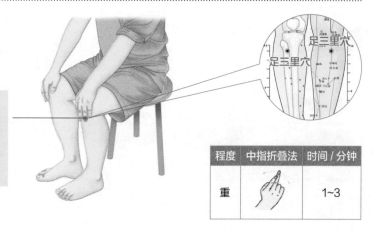

程度	中指折叠法	时间 / 分钟
重		1~3

食疗保健

多食: 动物肝脏、动物血类、绿叶蔬菜类、黑木耳、蘑菇。

桂圆枸杞粥: 将桂圆肉、枸杞子、血糯米各 15 克分别洗净,同入锅,加水适量,大火煮沸后改小火煨煮,至米烂汤稠即可。每日 1 剂,分早晚吃完。经常食用有效。

刮痧疗法

第一步,用单角刮法刮拭整个头部,并重点刮拭头顶部的百会穴。

第二步,用面刮法刮拭内踝尖上方的三阴交穴。

第三步,用垂直按揉法刮拭第四、第五跖骨结合部的侠溪穴。

第四步,用面刮法刮拭脚底的涌泉穴。

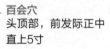
百会穴
头顶部,前发际正中
直上5寸

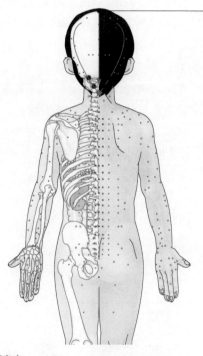

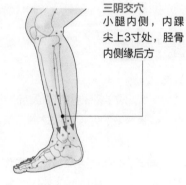
三阴交穴
小腿内侧,内踝尖上3寸处,胫骨内侧缘后方

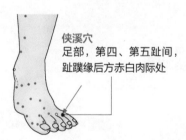
侠溪穴
足部,第四、第五趾间,趾蹼缘后方赤白肉际处

涌泉穴
足底,卷足时,足底第2、第3趾趾缝头端与足跟连线前1/3与后2/3交点上

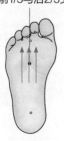

时间	运板	次数
10~15 分钟	单角刮法 面刮法 垂直按揉法	20~30 次 / 步

心悸

小儿心悸主要是指患儿感觉到心中悸动，不能控制，心跳加快变强，常与风湿性心脏病、贫血、心脏神经官能症等病症伴随出现。

推拿疗法

1. 用抹法刮印堂穴至鱼腰穴、太阳穴6~10次，按揉百会穴、风池穴各1分钟。

2. 推心俞穴、肺俞穴、膈俞穴约1分钟，摩膻中穴、中府穴、云门穴各1分钟。

3. 按揉内关穴、神门穴各2分钟。

特效穴位

极泉穴

属手少阴心经经脉的穴位，位于两腋窝正中，在腋窝下的两条经脉之间，腋动脉搏动之处。

父母以中指指尖按压患儿穴位，每天早晚2次，左右各揉按1~3分钟，先左后右。

神门穴

属手少阴心经经脉的穴位，位于手腕关节手掌尺侧，尺侧腕屈肌腱的桡侧凹陷处。

父母弯曲拇指，以指甲尖垂直掐按患儿穴位，每日早晚2次，左右手各掐按3~5分钟，先左后右。

少府穴

属手少阴心经经脉的穴位，位于第四和第五掌骨之间，屈指握拳时，小指尖处。

父母以一手四指（拇指除外）轻握患儿手背，弯曲拇指，以指尖揉按患儿穴位，每日早晚，左右各揉按3~5分钟。

推荐食材

莲子	百合	猪心	红枣	桂圆
酸枣仁	银耳	黑木耳	白萝卜	陈皮

取穴技巧

极泉穴

患儿正坐，手平伸，举掌向上，屈肘，掌心向着自己头部，父母以中指按患儿腋窝正中凹陷处即是。

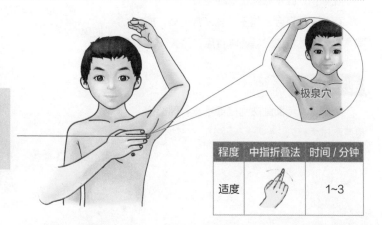

程度	中指折叠法	时间 / 分钟
适度		1~3

神门穴

患儿正坐，伸手、仰掌，屈肘向上约 45 度，在无名指与小指掌侧向外方，父母用另一手四指握住患儿手腕，弯曲拇指，指甲尖所到的豆骨下、尺骨端凹陷处即是。

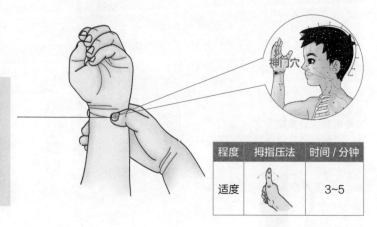

程度	拇指压法	时间 / 分钟
适度		3~5

少府穴

患儿正坐伸手，仰掌，屈肘向上约 45 度，拇指以外的其余四指屈向掌中，当小指与无名指指尖中间与感情线交会处即是。

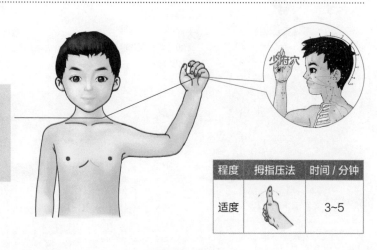

程度	拇指压法	时间 / 分钟
适度		3~5

食疗保健

红枣粥：红枣煮粥，早晚空腹吃。

百合粥：百合、莲子、薏米各适量，加水同煮粥，加冰糖或白糖调味食用。每天一次。

刮痧疗法

第一步，用面刮法刮拭脊椎及肩胛部位，重点刮拭大杼穴。

第二步，用单角刮法从上而下刮拭前胸膻中穴。

第三步，用面刮法由上而下刮拭内关穴、通里穴。

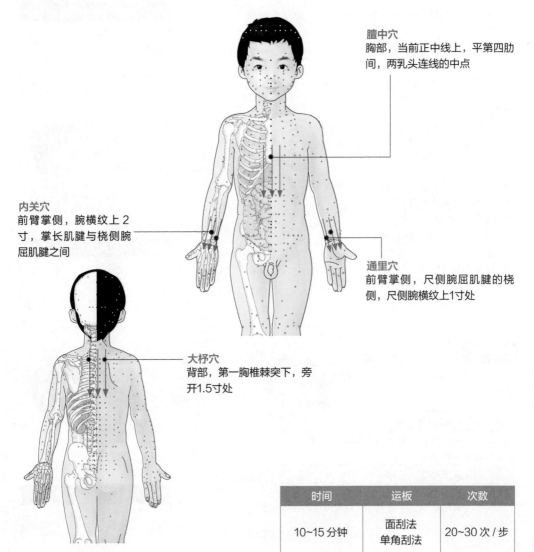

膻中穴
胸部，当前正中线上，平第四肋间，两乳头连线的中点

内关穴
前臂掌侧，腕横纹上 2 寸，掌长肌腱与桡侧腕屈肌腱之间

通里穴
前臂掌侧，尺侧腕屈肌腱的桡侧，尺侧腕横纹上1寸处

大杼穴
背部，第一胸椎棘突下，旁开1.5寸处

时间	运板	次数
10~15分钟	面刮法 单角刮法	20~30次 / 步

便秘

小儿便秘对患儿的生长发育影响较大，主要表现为大便干结、干燥难解，且伴有腹痛、腹胀等现象。小儿便秘可分为三种：功能性便秘，多由进食过少、食物中膳食纤维过少等饮食因素导致；习惯性便秘多由经常抑制排便而产生；器质性病变所致的便秘多由直肠或其他全身疾病所产生。

推拿疗法

1. 实热便秘的患儿，可清大肠、退六腑、运内八卦各500次，按揉膊阳池300次，摩腹约5分钟，按揉足三里穴1分钟，推下七节骨300次。

2. 虚寒便秘的患儿，可补脾经、清大肠、推三关各300次，揉上马穴500次，按揉膊阳池、揉肾俞穴、捏脊、按揉足三里穴各1分钟。

特效穴位

天枢穴

属足阳明胃经经脉的穴位，在中腹部，肚脐左右两侧三指宽处。

父母以食指、中指、无名指3个手指头垂直下按并向外揉压患儿穴位，施力点在中指指腹。每天早晚各按1次，每次揉按1~3分钟。

商曲穴

属足少阳肾经经脉的穴位，在上腹部，当脐中上2寸，前正中线旁开0.5寸处。

父母将双手食指分别扣压在各自中指上，轻按于患儿穴位上，按顺时针方向轻轻揉按，每天早晚各1次，每次1~3分钟。

支沟穴

属手少阳三焦经经脉的穴位，位于前臂背侧，当阳池穴与肘尖的连线上，腕背横纹上3寸，尺骨与桡骨之间。

父母用一只手轻握患儿手腕，拇指在手内侧，四指在手外侧，中指指尖垂直下压，揉按患儿穴位，患儿有酸、痛的感觉。每天早晚各揉按1次，每次左右各揉按1~3分钟，先左后右。

推荐食材

菠菜	芹菜	松仁	核桃	山药

取穴技巧

患儿仰卧或正坐，父母手背向上，五指并拢，以食指指腹贴于患儿肚脐，无名指所在的位置即是。

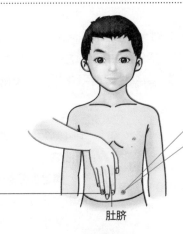
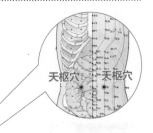

肚脐

程度	三指压法	时间／分钟
适度		1~3

商曲穴

父母将食指、中指和无名指并拢，掌心朝内，置于患儿腹部，无名指位于肚脐眼处，食指所在的位置即是。

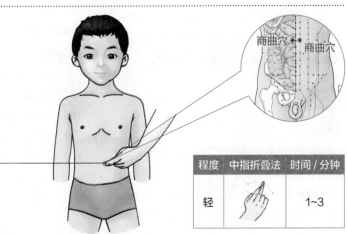

程度	中指折叠法	时间／分钟
轻		1~3

支沟穴

患儿正坐，手平伸，屈肘，掌心向自己，肘臂弯曲约呈90度。父母用一手轻握患儿手腕，拇指在内侧，其余四指置于外侧，食指指尖在阳池穴上，那么小指指尖所在位置即是该穴。

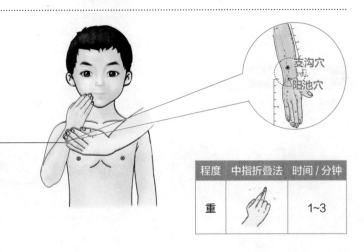

程度	中指折叠法	时间／分钟
重		1~3

食疗保健

忌食：辛辣、油腻食物。

多食：蜂蜜、香蕉、苹果、含膳食纤维多的青菜。

蜂蜜汁：蜂蜜 30~60 毫升，开水冲服，早晚各 1 次。

杏仁羹：杏仁 10~20 克，山药 50 克，核桃仁 20 克，蜂蜜适量。将前三种材料洗净、打碎、和匀，加蜂蜜，加适量水煮沸，频服。

刮痧疗法

第一步，用面刮法从上到下、从内到外刮拭天枢穴、腹结穴、关元穴。

第二步，用面刮法刮拭背部大肠俞穴、小肠俞穴、次髎穴。

第三步，用平面按揉法刮拭足部公孙穴。

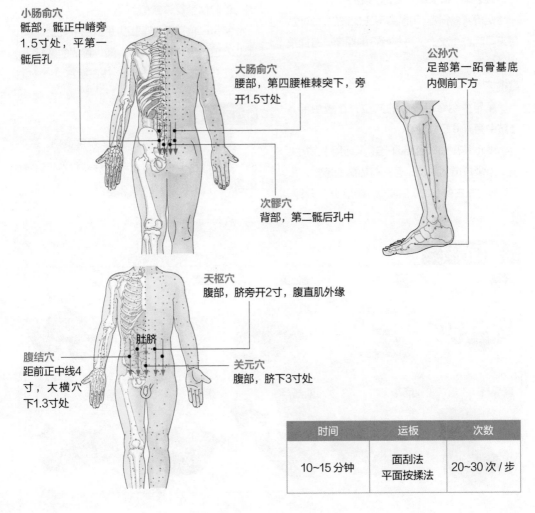

小肠俞穴
骶部，骶正中嵴旁1.5寸处，平第一骶后孔

大肠俞穴
腰部，第四腰椎棘突下，旁开1.5寸处

次髎穴
背部，第二骶后孔中

公孙穴
足部第一跖骨基底内侧前下方

天枢穴
腹部，脐旁开2寸，腹直肌外缘

肚脐

腹结穴
距前正中线4寸，大横穴下1.3寸处

关元穴
腹部，脐下3寸处

时间	运板	次数
10~15分钟	面刮法 平面按揉法	20~30次/步

急性胃肠炎

急性胃肠炎是胃肠黏膜发病的急性炎症，多是由于饮食不当、暴饮暴食或食物变质等原因引起，多发于夏、秋两季。孩子对食物的品质没有辨别能力，因此在无人看管的情况下，很容易因吃不洁的食物而引起急性胃肠炎。

特效穴位

内庭穴

属足阳明胃经经脉的穴位，在足第二趾与第三趾之间，脚叉缝尽处的凹陷中。

父母弯曲拇指，用指尖下压揉按患儿穴位，每天早晚各 1 次，按先左后右的顺序，各揉按 1~3 分钟。

肓俞穴

属足少阴肾经经脉的穴位，在腹中部，当脐中旁开 0.5 寸处。

患儿深吸气，让腹部下陷，父母用中指指尖稍用力揉按患儿穴位，患儿有热痛的感觉。每天早晚，左右各（或双侧同时）揉按 1~3 分钟。

太冲穴

属足厥阴肝经经脉的穴位，在足背侧，第一、第二趾跖骨连接部位中。用手指沿第一趾和第二趾的夹缝向上移压，到能够感觉到动脉搏动的时候就是该穴位。

父母以食指和中指指尖垂直由下往上揉按患儿穴位，患儿有特殊胀、酸、疼痛的感觉。每次左右各按揉 3~5 分钟，先左后右。

食疗保健

忌食：咖啡、冷饮、肥肉、辛辣食物、茶。

多食：米汤、藕粉、鲜果汁、蔬菜汁、鸡蛋羹。

推荐食材

莲藕	鸡蛋	蒲公英	豆腐	土豆
蔬果汁	菜花	西葫芦	粥	鱼肉

取穴技巧

内庭穴

患儿正坐屈膝，把一脚抬起，放另一腿上，父母用一手四指置患儿脚掌底托着，拇指在脚背，并置于第二趾与第三趾之间，脚叉缝尽处的凹陷中即是。

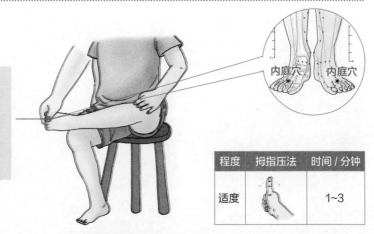

程度	拇指压法	时间 / 分钟
适度		1~3

肓俞穴

患儿正坐或仰卧，父母将两手掌心向下置于肚脐，以中指指尖垂直下按脐旁即是。

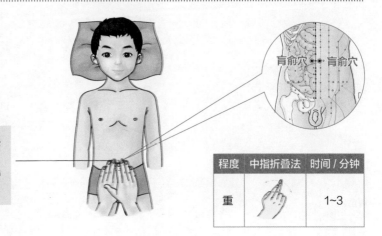

程度	中指折叠法	时间 / 分钟
重		1~3

太冲穴

患儿正坐，垂足，屈左膝，举脚置座椅上，父母手掌朝下置于患儿脚背，弯曲中指，中指指尖所在的位置即是。

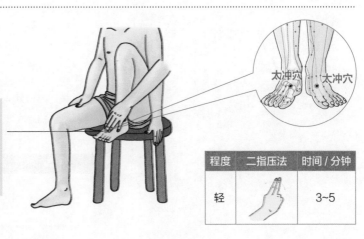

程度	二指压法	时间 / 分钟
轻		3~5

刮痧疗法

第一步，用面刮法刮拭腹部中脘穴、水分穴、梁门穴、天枢穴、气海穴。

第二步，用面刮法刮拭前臂阴面内关穴，用同样的方法刮拭前臂阳面温溜穴。

第三步，用平面按揉法刮拭腿部足三里穴，用面刮法刮拭梁丘穴。

第四步，用面刮法刮拭背部胃俞穴、大肠俞穴。

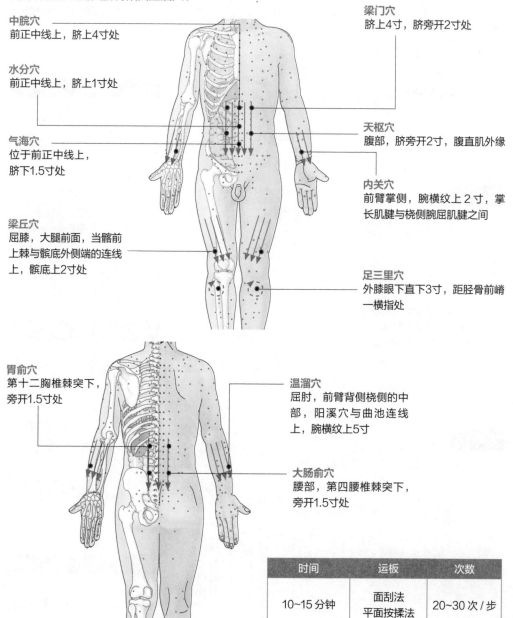

中脘穴
前正中线上，脐上4寸处

水分穴
前正中线上，脐上1寸处

气海穴
位于前正中线上，
脐下1.5寸处

梁丘穴
屈膝，大腿前面，当髂前
上棘与髌底外侧端的连线
上，髌底上2寸处

梁门穴
脐上4寸，脐旁开2寸处

天枢穴
腹部，脐旁开2寸，腹直肌外缘

内关穴
前臂掌侧，腕横纹上2寸，掌
长肌腱与桡侧腕屈肌腱之间

足三里穴
外膝眼下直下3寸，距胫骨前嵴
一横指处

胃俞穴
第十二胸椎棘突下，
旁开1.5寸处

温溜穴
屈肘，前臂背侧桡侧的中
部，阳溪穴与曲池连线
上，腕横纹上5寸

大肠俞穴
腰部，第四腰椎棘突下，
旁开1.5寸处

时间	运板	次数
10~15分钟	面刮法 平面按揉法	20~30次/步

阑尾炎

阑尾炎可分为急性阑尾炎和慢性阑尾炎两种。急性阑尾炎的特点是疼痛出现突然，并伴有发热、恶心、呕吐等症状，严重时可发生穿孔，形成腹膜炎。慢性阑尾炎缺乏典型的症状表现，多是由于急性阑尾炎发作之后，因为管腔狭窄或闭合，周围粘连，使阑尾运动功能失常或压迫阑尾壁神经末梢等引起腹痛。

特效穴位

阑尾穴

属经外穴，在小腿前侧上部，胫骨前缘旁开1横指。

父母以中指指腹垂直用力按压，每日早晚各揉按1次，每次1~3分钟。

天枢穴

属足阳明胃经经脉的穴位，在中腹部，肚脐左右两侧3指宽处。

父母双手掌心向下，以食指、中指、无名指3个手指头垂直下按并向外揉压，施力点在中指指腹。每天早晚各按1次，每次揉按1~3分钟。

足三里穴

属足阳明胃经经脉的穴位，位于小腿前外侧，当犊鼻穴下2.2寸，距胫骨前嵴1横指（中指）处。

父母以中指指腹垂直用力按压，每日早晚各揉按1次，每次1~3分钟。

食疗保健

忌食：羊肉、芹菜、黄豆、火腿、白菜、韭菜

多食：汤类食物、藕粉、牛奶、鸡蛋羹

芹菜瓜仁汤：芹菜30克，冬瓜仁20克，藕节20克，野菊花30克，水煎，每日分2次服用。

桃仁薏米粥：将去皮、去尖的桃仁10克，薏米30克、粳米50克分别洗净，加水同煮至粥熟烂服用。

冬瓜苦参汤：将冬瓜15克切块洗净，苦参30克、甘草10克洗净，加水煎煮，待凉调入适量蜂蜜服用。

推荐食材

冬瓜	莲藕	橘子	豆浆	芹菜

取穴技巧

阑尾穴

患儿正坐，父母在患儿髌骨中线下约 3 寸，在足三里与上巨虚两穴之间压痛最明显处取穴。

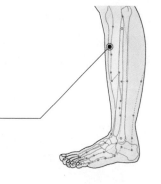

程度	中指折叠法	时间 / 分钟
重		1~3

天枢穴

患儿仰卧或正坐，父母手背向外，大拇指与小指弯曲，中间三指并拢，以食指指腹贴于患儿肚脐，无名指所在的位置即是。

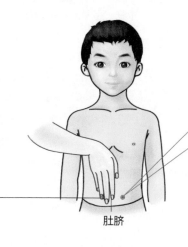

肚脐

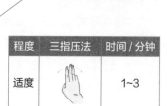

天枢 ● ● 天枢

程度	三指压法	时间 / 分钟
适度		1~3

足三里穴

患儿正坐，屈膝 90°，手心对髌骨（左手对左腿，右手对右腿），手指朝向下，无名指指端下方与中指平行处即是该穴。

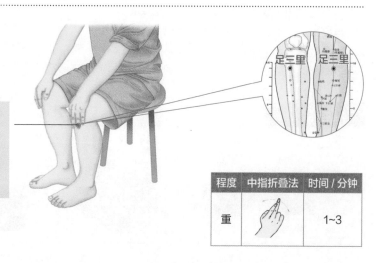

足三里　足三里

程度	中指折叠法	时间 / 分钟
重		1~3

刮痧疗法

第一步，用面刮法刮拭腹部下脘穴、气海穴、大巨穴；用同样的方法刮拭腰部大肠俞穴。

第二步，用面刮法刮拭膝盖上方梁丘穴。

第三步，用面刮法刮拭小腿正前方足三里穴、上巨虚穴。

第四步，用面刮法从上到下刮拭温溜穴、合谷穴。

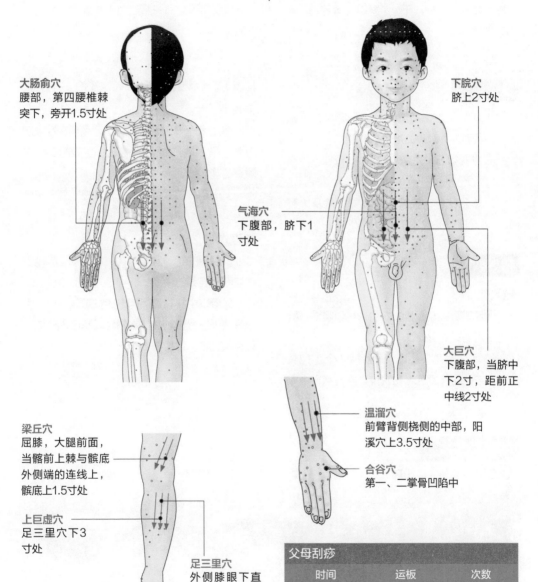

大肠俞穴
腰部，第四腰椎棘突下，旁开1.5寸处

气海穴
下腹部，脐下1寸处

下脘穴
脐上2寸处

大巨穴
下腹部，当脐中下2寸，距前正中线2寸处

温溜穴
前臂背侧桡侧的中部，阳溪穴上3.5寸处

合谷穴
第一、二掌骨凹陷中

梁丘穴
屈膝，大腿前面，当髂前上棘与髌底外侧端的连线上，髌底上1.5寸处

上巨虚穴
足三里穴下3寸处

足三里穴
外侧膝眼下直下3寸，距胫骨前嵴1横指处

父母刮痧		
时间	运板	次数
10~15分钟	面刮法	20~30次

腹泻

腹泻是指大便增多，粪便稀薄，甚至泻出如水的一种病症，主要是由饮食不当、脾胃不和等引起，主要症状为腹泻和呕吐，严重的患儿可能会导致脱水。根据病因分为感染性和非感染性两种，发病年龄多在 2 岁以下，1 岁以内者约占半数，夏、秋季发病率最高，是我国小儿重点防治的四种病之一。

推拿疗法

1. 患儿正坐，横擦脾俞穴、胃俞穴、肾俞穴、八髎穴，以热为度。

2. 患儿仰卧，先摩中脘穴 10 分钟，后摩腹 10 分钟。

3. 患儿俯卧，按脾俞穴、胃俞穴及大肠俞穴，以酸胀为度。

特效穴位

天枢穴

属足阳明胃经经脉的穴位，在中腹部，肚脐左右两侧三指宽处。

父母以食指、中指、无名指 3 个手指头垂直下按并向外揉压患儿穴位，施力点在中指指腹。每天早晚各按 1 次，每次揉按 1~3 分钟。

血海穴

属足太阴脾经经脉的穴位，屈膝，在大腿内侧，髌底内侧端上 2 寸处，当股四头肌内侧头的隆起处。

父母用拇指垂直按压患儿穴位，每天早晚各 1 次，每次左右穴位各按压 3~5 分钟。

长强穴

属督脉的第一穴位，在尾骨端下，当尾骨端与肛门连线的中点处。

父母以中指和食指用力揉按患儿穴位，患儿有酸胀的感觉，并感觉向内以及四周扩散。每次用左右手各揉按 1~3 分钟，先左后右。

推荐食材

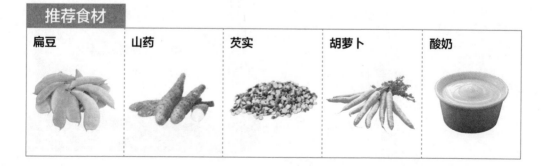

扁豆	山药	芡实	胡萝卜	酸奶

取穴技巧

天枢穴

患儿仰卧或正坐，父母手背向上，五指并拢，以食指指腹贴于患儿肚脐，无名指所在的位置即是。

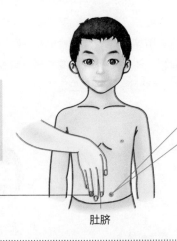

肚脐

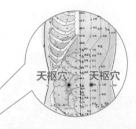

天枢穴　天枢穴

程度	三指压法	时间/分钟
适度		1~3

血海穴

患儿正坐，跷一脚置于另一膝上，父母将一手（拇指除外）四指并拢，小指指尖置于患儿膝盖内侧上角，则食指指腹所在位置即是该穴。

膝盖

血海穴　血海穴

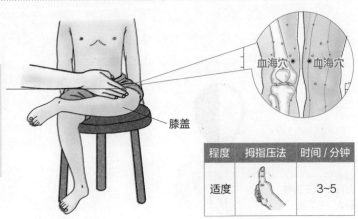

程度	拇指压法	时间/分钟
适度		3~5

长强穴

患儿俯卧，上身前俯，父母伸手至患儿臀后尾骨端与肛门连线的中点处，中指所在位置即是。

长强穴

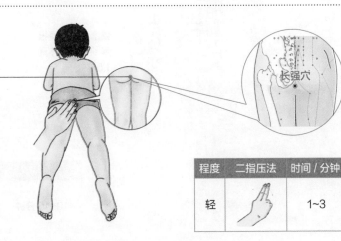

程度	二指压法	时间/分钟
轻		1~3

121

食疗保健

忌食：牛奶、冷饮、辛辣食物。

多食：果汁、胡萝卜汤、苹果、藕粉。

苹果汤：取苹果一个，洗净，连皮切碎，加 250 毫升水和少量盐，煎汤代茶饮。凡大于 1 岁的小儿可吃苹果泥。适用于秋季腹泻伴有消化不良的患儿。

刮痧疗法

第一步，用面刮法刮拭背部的身柱穴。

第二步，用面刮法刮拭腰部的大肠俞穴，用同样的方法刮拭腹部的天枢穴。

第三步，用平面按揉法刮拭小腿正前方的足三里穴。

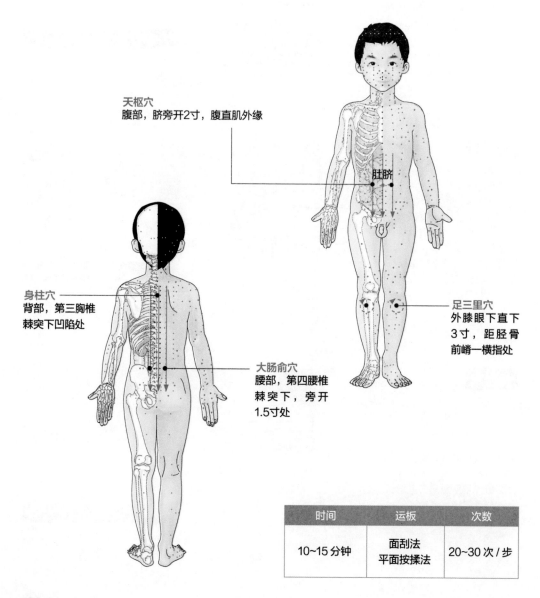

天枢穴
腹部，脐旁开2寸，腹直肌外缘

肚脐

身柱穴
背部，第三胸椎棘突下凹陷处

大肠俞穴
腰部，第四腰椎棘突下，旁开1.5寸处

足三里穴
外膝眼下直下3寸，距胫骨前嵴一横指处

时间	运板	次数
10~15 分钟	面刮法 平面按揉法	20~30 次 / 步

腹痛

孩子出现腹痛的原因很多，涉及的病种范围广，内科、外科疾病都可导致腹痛，是由腹部组织和腹腔脏器器质性病变或功能紊乱所致。腹痛的症状主要表现为腹部疼痛，并伴有初期烦躁不安、面容痛苦、倦怠、呼吸加快等症状，严重者会出现发热、呕吐的现象，可见于任何年龄与季节。

推拿疗法

1. 外感风寒型腹痛的患儿，可补脾经、揉外劳宫穴、掐揉一窝风穴、推三关、摩腹各 200 次，拿肚角 10 次，揉中脘穴 200 次。

2. 伤寒型腹痛的患儿，可补脾经、清大肠、揉中脘穴、揉一窝风穴各 200 次，分腹阴阳 100 次，揉天枢穴 200 次，拿肚角 10 次，揉足三里穴、摩腹、运内八卦、揉板门各 200 次。

3. 虫积型腹痛的患儿，揉一窝风穴、揉外劳宫穴、揉脐、推三关、摩腹各 200 次。

4. 虚寒型腹痛的患儿，可补脾经、补肾经、揉丹田、推三关、按揉足三里穴、揉外劳宫穴、揉中脘穴、揉脐各 200 次。

特效穴位

神阙穴

属任脉的穴位，在腹中部，肚脐的中央。

父母用左手掌心对准患儿肚脐，覆盖在肚脐上，右手手掌覆盖于左手掌背，双手掌同时用力，揉按患儿穴位，患儿有酸痛感。每次左右手上下互换，各揉按 1~3 分钟。

章门穴

属足厥阴肝经经脉的穴位，在侧腹部，当第十一肋游离端的下方。

父母用拇指、食指直下掌根处，形状像鱼一般肉厚处圆形揉按患儿穴位，患儿有胀痛的感觉。每次左右各（或双侧同时）揉按 1~3 分钟。

大横穴

属足太阴脾经经脉的穴位，在腹中部，距脐中 4 寸。

父母以两手中指指尖垂直下压（此时患儿吸气、缩腹效果更佳）揉按患儿穴位，每天早晚各 1 次，每次揉按 1~3 分钟。

推荐食材

陈皮
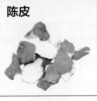

鲤鱼

豆腐

山楂

白萝卜
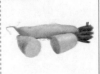

取穴技巧

神阙穴
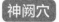

在肚脐正中取穴即可。

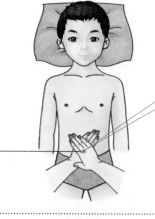
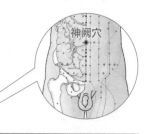

程度	全手压法	时间 / 分钟
轻		1~3

章门穴

患儿仰卧，双手掌心向下，指尖朝下，放在患儿双乳下、肋骨上。父母拇指、食指直下掌根处，形状像条鱼一般肉厚处即是。

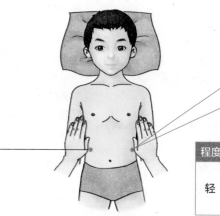
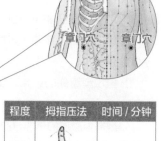

程度	拇指压法	时间 / 分钟
轻		1~3

大横穴

患儿正坐或仰卧，父母一手五指并拢，将拇指放于患儿肚脐处，则小指边缘与肚脐所对的位置即是。再依此法找出左边穴位。

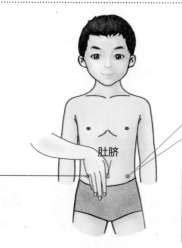
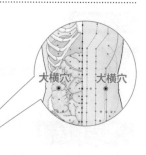

程度	中指折叠法	时间 / 分钟
适度		1~3

食疗保健

葱白粥：葱白 5 克，粳米 50 克。将粳米洗净后与葱白一同放入锅中，加适量清水煎煮成粥即可。本方具有行气和胃的作用，主治小儿腹痛。

刮痧疗法

第一步，用面刮法刮拭腹部中脘穴、天枢穴、关元穴。

第二步，用面刮法从上到下刮拭背部肾俞穴至大肠俞穴。

第三步，用面刮法刮拭腿部梁丘穴。

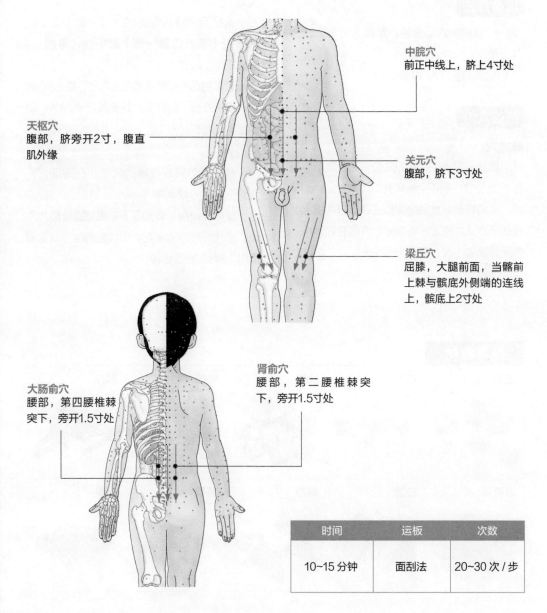

中脘穴
前正中线上，脐上4寸处

天枢穴
腹部，脐旁开2寸，腹直肌外缘

关元穴
腹部，脐下3寸处

梁丘穴
屈膝，大腿前面，当髂前上棘与髌底外侧端的连线上，髌底上2寸处

肾俞穴
腰部，第二腰椎棘突下，旁开1.5寸处

大肠俞穴
腰部，第四腰椎棘突下，旁开1.5寸处

时间	运板	次数
10~15 分钟	面刮法	20~30 次 / 步

腹胀

腹胀是由胃肠道内积存过量的气体所致。当胃肠积气过多时，患儿可感到腹部不适，主要表现为嗳气、腹胀、肠鸣音亢进等症状，有时会伴随腹痛。

推拿疗法

1. 点建里穴半分钟，摩腹2分钟，按揉足三里穴、太冲穴2分钟。

2. 拿肩井穴约10次。

特效穴位

商曲穴

属足少阳肾经经脉的穴位，在上腹部，当脐中上2寸，前正中线旁开0.5寸处。

父母将双手食指分别扣压在各自中指上，轻按于患儿穴位上，按顺时针方向轻轻揉按，每天早晚各1次，每次1~3分钟。

大敦穴

属足厥阴肝经经脉的穴位，位于足部，第一趾（靠第二趾一侧）趾甲根边缘约0.1寸处。

父母用拇指指腹揉按患儿穴位，患儿有酸、胀、痛的感觉，每次左右各揉按3~5分钟，顺序是先左后右。

期门穴

属足厥阴肝经经脉的穴位，在胸部，乳头直下，第6肋间隙齐平。

父母用拇指、食指直下掌根处揉按患儿穴位，患儿有胀痛的感觉。每次左右各（或双侧同时）揉按3~5分钟。

推荐食材

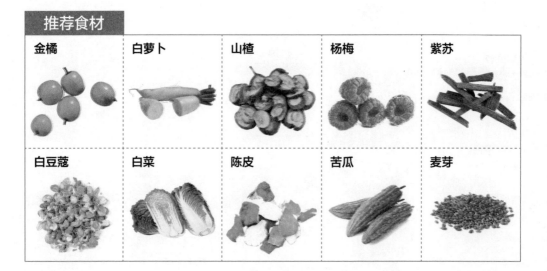

金橘	白萝卜	山楂	杨梅	紫苏
白豆蔻	白菜	陈皮	苦瓜	麦芽

取穴技巧

商曲穴

父母将食指、中指和无名指并拢，掌心朝内，置于患儿腹部，无名指位于肚脐眼处，食指所在的位置即是。

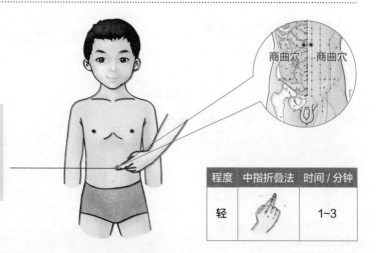

程度	中指折叠法	时间/分钟
轻		1~3

大敦穴

患儿正坐垂足，屈曲左膝，抬一足置于椅上，父母用一手轻握患儿左脚趾，四指在下，弯曲拇指，以指甲尖垂直掐按处即是。

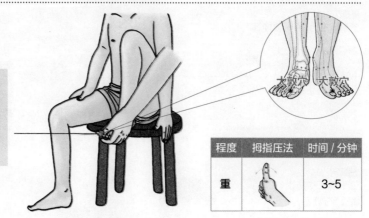

程度	拇指压法	时间/分钟
重		3~5

期门穴

患儿仰卧，父母举双手，掌心向下，放在患儿双乳下、肋骨上，拇指、食指直下掌根处的鱼际处即是。

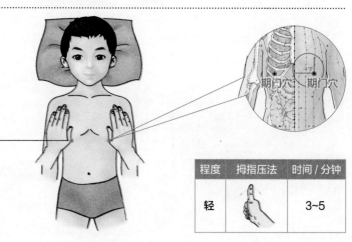

程度	拇指压法	时间/分钟
轻		3~5

食疗保健

忌食：豆制品、蚕豆、羊肉。

多食：流质食物、鸡蛋羹。

刮痧疗法

第一步，用面刮法刮拭足太阴经肝俞穴至胃俞穴段和大肠俞穴至小肠俞穴段。

第二步，用面刮法刮拭腹部上脘至下脘段，用同样的方法刮拭气海穴、天枢穴。

第三步，用平面按揉法刮拭足三里穴，用垂直按揉法刮拭太冲穴。

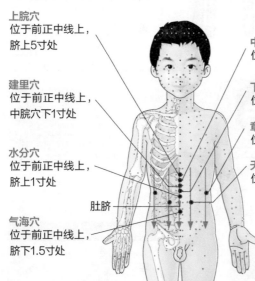

肝俞穴
背部，第九胸椎棘突下，旁开1.5寸处

脾俞穴
背部，第十一胸椎棘突下，旁开1.5寸处

悬枢穴
背部，位于第一腰椎棘突下凹陷中

小肠俞穴
骶部，骶正中嵴旁1.5寸，平第一骶后孔

大椎穴
后正中线上，第七颈椎棘突下凹陷中

至阳穴
背部，当后正中线上，第七胸椎棘突下凹陷中

胃俞穴
位于第十二胸椎棘突下，旁开1.5寸处

肾俞穴
位于第二腰椎棘突下，旁开1.5寸处

大肠俞穴
位于第四腰椎棘突下，旁开1.5寸

关元俞穴
腰部，第五腰椎棘突下，旁开1.5寸处

上脘穴
位于前正中线上，脐上5寸处

建里穴
位于前正中线上，中脘穴下1寸处

水分穴
位于前正中线上，脐上1寸处

肚脐

气海穴
位于前正中线上，脐下1.5寸处

中脘穴
位于前正中线上，脐上4寸处

下脘穴
位于前正中线上，脐上2寸处

章门穴
位于第十一游离肋端下缘处

天枢穴
位于脐旁2寸处

足三里穴
位于外膝眼直下3寸，距胫骨前嵴一横指处

太冲穴
位于足第一跖骨间隙的后方凹陷处

时间	运板	次数
10~15分钟	面刮法 平面按揉法 垂直按揉法	20~30次/步

肠道蛔虫病

肠道蛔虫病是小儿当中一种常见的肠道寄生虫病，发病率很高，主要是由于患儿沾染了带有蛔虫卵的不洁食物、水等，与食物卫生状况的关系极为密切。蛔虫在肠道内生长繁殖，甚至有可能聚结成团，阻塞肠道，甚至穿肠入胆，使得患儿出现右上腹疼痛、呕吐、黄疸，形成胆道蛔虫病。

特效穴位

大横穴

属足太阴脾经经脉的穴位，在腹中部，距脐中 4 寸处。

父母以两手中指指尖垂直下压（此时患儿吸气、缩腹效果更佳）揉按患儿穴位，每天早晚各 1 次，每次各揉按 1~3 分钟。

四缝穴

属经外穴，在第二至第五指掌侧，近端指关节的中央，当横纹中点。

父母用两手拇指指腹垂直下压揉按患儿穴位，每天早晚各 1 次，每次揉按 1~3 分钟。

百虫窝穴

属经外穴，在大腿内侧髌底内侧端上的 3 寸处。

父母用拇指垂直按压穴位，每天早晚各 1 次，每次左右腿穴位各按压 3~5 分钟。

食疗保健

忌食：生冷食物、未熟食物。

花椒粥：花椒 5~10 克，大米 30 克。花椒研为细末备用。先取大米煮粥，待粥熟时，调入花椒粉，再煮一二沸即成，每日 1~2 剂，可杀虫止痛。小儿一般服药后 15~20 分钟腹痛停止，随后排便，并排出蛔虫。

川椒散：白萝卜籽（即莱菔子）、川椒末各 5 克，先将白萝卜籽微炒香，研末，再将其与川椒末拌匀，空腹服下，每日 2 次。

桃叶汁饮：将新鲜桃叶 60 片洗净打烂，加入适量开水冲泡，待温服下。

推荐食材

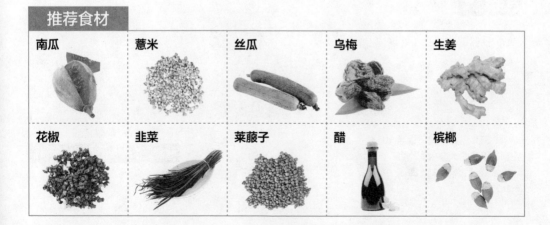

| 南瓜 | 薏米 | 丝瓜 | 乌梅 | 生姜 |
| 花椒 | 韭菜 | 莱菔子 | 醋 | 槟榔 |

取穴技巧

大横穴

患儿正坐或仰卧，父母一手五指并拢，手指朝下，将拇指放于患儿肚脐处，则小指边缘与肚脐所对的位置即是。再依此法找出左边穴位。

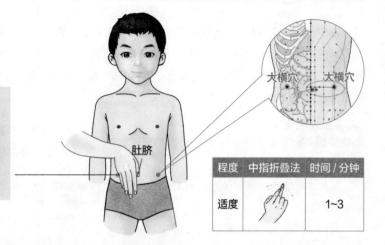

程度	中指折叠法	时间 / 分钟
适度		1~3

四缝穴

患儿背坐，双手下垂，父母弯曲拇指，以拇指垂直轻轻按揉患儿第二至第五指掌侧，近端指关节横纹中点即是。

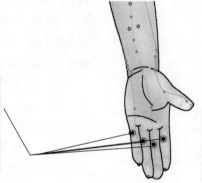

程度	拇指压法	时间 / 分钟
重		1~3

百虫窝穴

患儿屈膝，父母以手掌按于患儿大腿内侧髌底内侧端上约 3 寸处即是此穴。

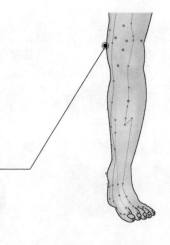

程度	拇指压法	时间 / 分钟
适度		3~5

刮痧疗法

第一步，用面刮法刮拭背部胆俞穴。

第二步，用面刮法刮拭腹部的日月穴、期门穴。

第三步，用面刮法刮拭小腿外侧的阳陵泉穴。

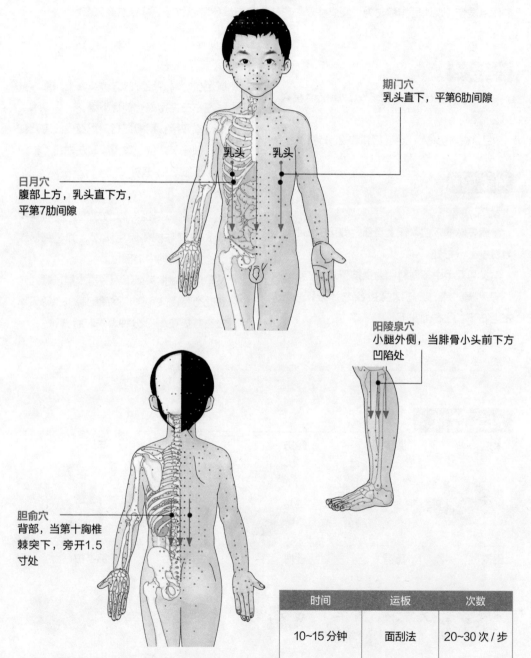

期门穴
乳头直下，平第6肋间隙

日月穴
腹部上方，乳头直下方，
平第7肋间隙

乳头　乳头

阳陵泉穴
小腿外侧，当腓骨小头前下方
凹陷处

胆俞穴
背部，当第十胸椎
棘突下，旁开1.5
寸处

时间	运板	次数
10~15分钟	面刮法	20~30次/步

呃逆

呃逆通常表现为气逆上冲、喉间呃声连连、声短而频等症状，不能自主控制。此症持续发作或偶尔发作，现代医学称之为"膈肌痉挛"，认为是有某种刺激引起膈神经过度兴奋所致。

推拿疗法

1. 按顺时针方向摩腹 5 分钟，揉中脘穴约 2 分钟。

2. 按揉内关穴、足三里穴约 2 分钟。

特效穴位

上脘穴

属任脉的穴位，在上腹部，前正中线上，当脐中上 5 寸处。

父母双手中指同时用力揉按患儿穴位，患儿有刺痛的感觉，每次揉按各 1~3 分钟，先左上右下，后右上左下。

俞府穴

属足少阴肾经经脉的穴位，在上胸部，前正中线左右三指宽处，锁骨下缘。

父母举双手，用拇指指尖垂直揉按患儿胸前两侧、锁骨下穴位，每天早晚左右各（或双侧同时）揉按 3~5 分钟。

内关穴

属手厥阴心包经经脉的穴位，在前臂掌侧，掌长肌腱与桡侧腕屈肌腱之间，腕横纹往上大约三指宽的中央部位。

父母用拇指指尖或指甲尖垂直掐按患儿穴位，患儿有特别酸、胀、微痛的感觉，每天早晚，左右各掐按 1~3 分钟，先左后右。

推荐食材

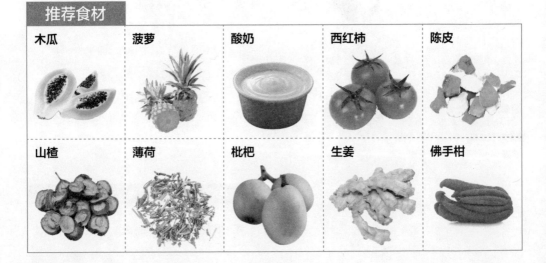

木瓜	菠萝	酸奶	西红柿	陈皮
山楂	薄荷	枇杷	生姜	佛手柑

取穴技巧

上脘穴

患儿仰卧，父母伸双手向患儿上腹部，手掌放松，约成瓢状，掌心向下，中指指尖相触碰处即是。

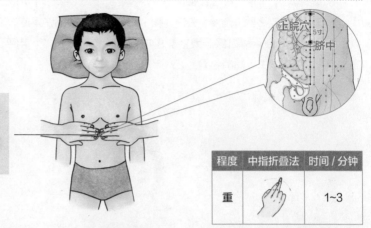

程度	中指折叠法	时间 / 分钟
重		1~3

俞府穴

患儿正坐或仰卧，父母举双手，用拇指指尖垂直揉按患儿胸前两侧、锁骨下位置即是。

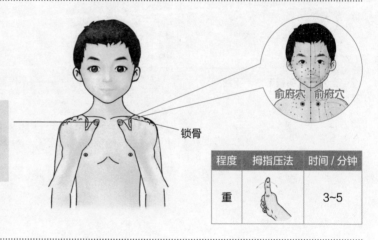

程度	拇指压法	时间 / 分钟
重		3~5

内关穴

父母将一手中间3个手指头并拢，无名指放在患儿手腕横纹上，这时食指和患儿手腕交叉的中点，就是该穴。

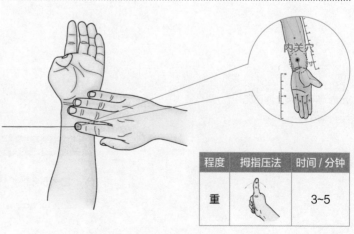

程度	拇指压法	时间 / 分钟
重		3~5

食疗保健

忌食：冷饮，辛辣、酸性食物。

陈皮汤：陈皮 2 两（汤浸，去白，锉）。以水 1 升，煎 5 合，通口服。顷刻，更加枳壳 1 两（去瓤，炒），同煎服。

刮痧疗法

第一步，用面刮法由上向下刮拭腹部气海穴、关元穴和前胸日月穴。

第二步，用平面按揉法刮拭下肢太溪穴。

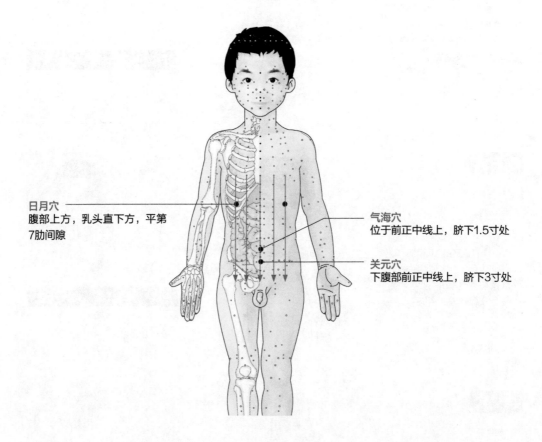

日月穴
腹部上方，乳头直下方，平第 7 肋间隙

气海穴
位于前正中线上，脐下 1.5 寸处

关元穴
下腹部前正中线上，脐下 3 寸处

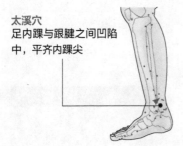

太溪穴
足内踝与跟腱之间凹陷中，平齐内踝尖

时间	运板	次数
10~15 分钟	面刮法 平面按揉法	20~30 次 / 步

痢疾

痢疾多是由于患儿饮食不洁，或胃肠因着凉、疲劳、饥饿等病症而引发的一种肠道性传染病，一般发于夏、秋两季，主要表现为突然发热、腹痛、腹泻、里急后重、解脓血黏液大便。

推拿疗法

1. 一般的患儿，可以推脾经、清大肠、分手阴阳、运内八卦、分腹阴阳、推下七节骨各100次。

2. 退六腑、清心经、推三关各100次。上述过程每日1次，3~5日为1个疗程。

特效穴位

商曲穴

属足少阳肾经经脉的穴位，在上腹部，当脐中上2寸，前正中线旁开0.5寸处。

父母将双手食指分别扣压在各自中指上，轻按于患儿穴位上，按顺时针方向轻轻揉按，每天早晚各1次，每次1~3分钟。

天枢穴

属足阳明胃经经脉的穴位，在中腹部，肚脐左右两侧三指宽处。

父母以食指、中指、无名指3个手指头垂直下按并向外揉压患儿穴位，施力点在中指指腹。每天早晚各按1次，每次揉按1~3分钟。

肓俞穴

属足少阴肾经经脉的穴位，在腹中部，当脐中旁开0.5寸处。

患儿深吸气，让腹部下陷，父母用中指指尖稍用力按揉患儿穴位，患儿有热痛的感觉。每天早晚，左右各（或双侧同时）按揉1~3分钟。

推荐食材

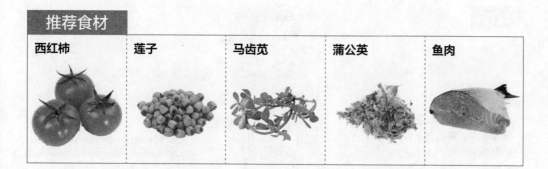

西红柿	莲子	马齿苋	蒲公英	鱼肉

取穴技巧

商曲穴

父母将食指、中指和无名指并拢，掌心朝内，置于患儿腹部，无名指位于肚脐眼处，食指所在的位置即是。

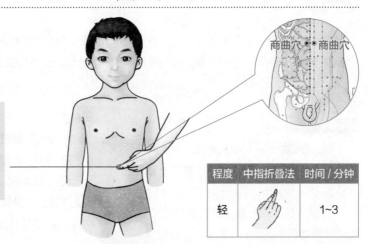

程度	中指折叠法	时间 / 分钟
轻		1~3

天枢穴

患儿仰卧或正坐，父母手背向上，五指并拢，以食指指腹贴于患儿肚脐，无名指所在的位置即是。

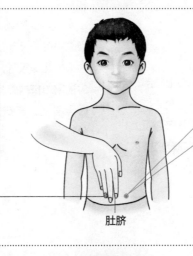

肚脐

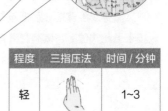

程度	三指压法	时间 / 分钟
轻		1~3

肓俞穴

患儿正坐或仰卧，父母举两手，掌心向下，以中指指尖垂直下按脐旁处即是。

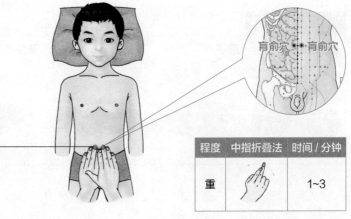

程度	中指折叠法	时间 / 分钟
重		1~3

食疗保健

忌食：油腻、荤腥、生冷、干硬食物，牛奶、鸡蛋、蔗糖。

多食：米汤、藕粉、菜汤、果汁水、开水。

白萝卜姜汁：白萝卜汁60克，姜汁15毫升，蜜糖30毫升，和匀，加水蒸熟服，每日2次。

刮痧疗法

第一步，用面刮法刮拭气海穴、天枢穴。

第二步，用面刮法刮拭小腿正前方的上巨虚穴。

第三步，若患儿伴有发热症状，可刮拭前臂阳面曲池穴、合谷穴。

第四步，若患儿伴有湿重症状，可刮拭小腿内侧阴陵泉穴。

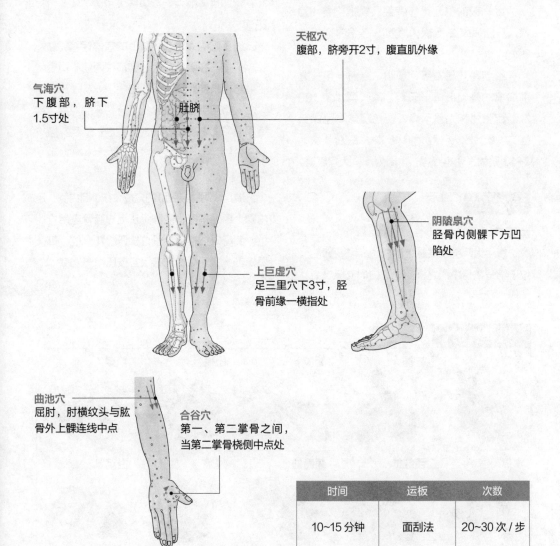

天枢穴
腹部，脐旁开2寸，腹直肌外缘

气海穴
下腹部，脐下1.5寸处

肚脐

阴陵泉穴
胫骨内侧髁下方凹陷处

上巨虚穴
足三里穴下3寸，胫骨前缘一横指处

曲池穴
屈肘，肘横纹头与肱骨外上髁连线中点

合谷穴
第一、第二掌骨之间，当第二掌骨桡侧中点处

时间	运板	次数
10~15分钟	面刮法	20~30次/步

消化不良

消化不良是由饮食因素引起的非感染性胃肠病症，主要表现为大便每日 5~6 次，呈蛋花样或水样，黄色或黄绿色，有白色小块，大便酸臭，不思乳食，腹满胀痛，可有低热、溢奶、便溏等现象发生。

推拿疗法

1. 一般的患儿可补脾经、揉板门各 100 次，掐四横纹 3~5 次，摩腹 3~5 分钟，捏脊 6 次。

2. 若患儿易发热、烦躁、易怒，可在之前推拿的基础上捣小天心、清天河水各 100 次。若患儿有大便干燥、便秘现象，可揉天枢穴 200 次，拿肚角 3~5 次。每日 1 次，7~10 日为 1 个小疗程，4 周为 1 个大疗程。

特效穴位

鱼际穴

属手太阴肺经经脉上的穴位，手掌心朝上，位于第一掌骨中点之桡侧，赤白肉交际处。

父母弯曲拇指，以指甲尖垂直轻轻掐按患儿穴位，每次左右手各掐揉 1~3 分钟。

阳溪穴

属手阳明大肠经经脉上的穴位，手掌侧放，翘起拇指，在手腕背侧，腕横纹两筋（拇短伸肌腱与拇长伸肌腱）间凹陷中。

父母用手轻握住患儿手背，弯曲拇指，用指甲垂直掐按患儿穴位，每次左右手各掐按 1~3 分钟。

三阴交穴

属足太阴脾经经脉的穴位，在小腿内侧，足内踝上缘四指宽，内踝尖正上方胫骨缘后方。

父母以拇指指尖垂直按压患儿穴位，每天早晚各 1 次，每次左右足各按压 1~3 分钟。

推荐食材

菠萝	柠檬	胡萝卜	山楂	苹果
木瓜	西红柿	葡萄柚	酸奶	白菜

取穴技巧

鱼际穴

父母以一手手掌轻握患儿手背，弯曲拇指，以指甲尖垂直下按第一掌骨侧中点的肉际处即是。

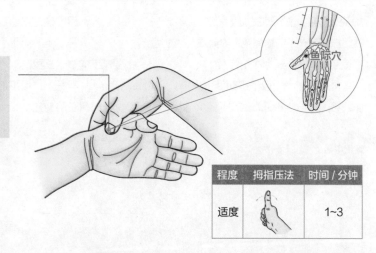

程度	拇指压法	时间 / 分钟
适度		1~3

阳溪穴

患儿将手掌侧放，拇指伸直向上翘起，在腕背桡侧，手腕横纹上侧有一凹陷处，父母用一手轻握患儿手背，弯曲拇指，用指甲垂直下按此凹陷处即是该穴。

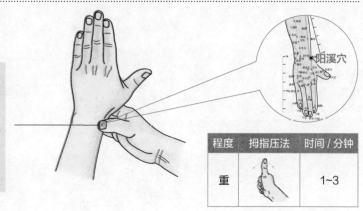

程度	拇指压法	时间 / 分钟
重		1~3

三阴交穴

患儿正坐，抬脚置另一腿上，父母除拇指外的四指并拢伸直，并将小指置于患儿足内踝上缘处，则食指下、内踝尖正上方胫骨边缘后方即是该穴。

踝尖

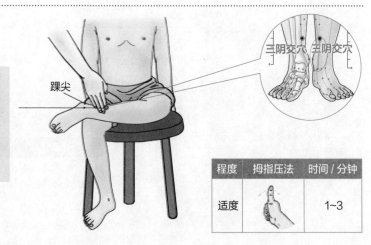

程度	拇指压法	时间 / 分钟
适度		1~3

食疗保健

山楂粥：山楂 20 克，粳米 100 克，白糖 10 克。先将山楂入砂锅加水煎煮，取浓汁去渣，然后加入粳米、白糖煮粥。佐食或当点心食用，不宜空腹食，7 天为 1 个疗程。

水煎胡萝卜：取适量胡萝卜洗净，切块，加红糖同煎，治小儿单纯性消化不良。

刮痧疗法

第一步，用面刮法刮拭腹部中脘穴、天枢穴，用同样的方法刮拭背部脾俞穴、胃俞穴。

第二步，用平面按揉法或面刮法刮拭小腿正前方足三里穴。

第三步，用平面按揉法或面刮法刮拭小腿内侧三阴交穴。

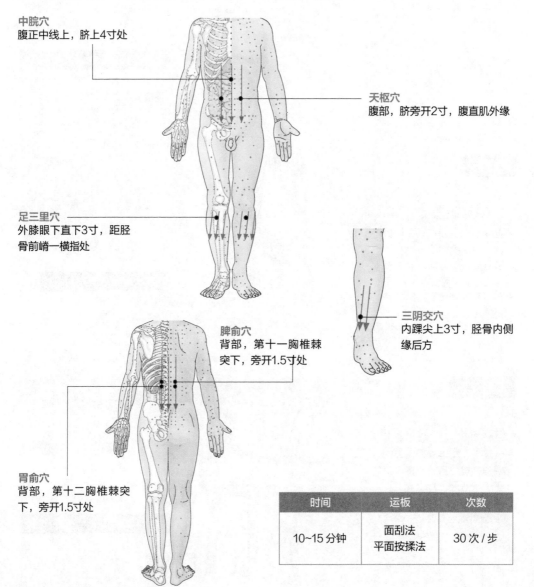

中脘穴
腹正中线上，脐上4寸处

天枢穴
腹部，脐旁开2寸，腹直肌外缘

足三里穴
外膝眼下直下3寸，距胫骨前嵴一横指处

三阴交穴
内踝尖上3寸，胫骨内侧缘后方

脾俞穴
背部，第十一胸椎棘突下，旁开1.5寸处

胃俞穴
背部，第十二胸椎棘突下，旁开1.5寸处

时间	运板	次数
10~15分钟	面刮法 平面按揉法	30次/步

疳积

疳积是一种常见病症，是指由于喂养不当，或由多种疾病的影响，使脾胃功能受损而导致全身虚弱、消瘦、面黄、发枯的慢性病症，即平常所说的营养不良，多发于 1 ~ 5 岁儿童。

推拿疗法

1. 调理脾胃、消积导滞的具体操作：补脾经 300 次，揉板门 200 次，推四横纹 300 次，运内八卦 300 次，揉中脘 3 分钟，分推脾阴阳 100 次，按揉足三里 100 次。摩腹 5 分钟，捏脊 3~5 遍。

2. 温中健脾、补益气血的具体操作：补脾经 300~500 次，补肾经 300~500 次，运内八卦 300 次，揉板门 200 次，推三关 300 次，按揉足三里 100 次，捏脊 3~5 遍，揉肾俞 300 次。

特效穴位

上脘穴

属任脉的穴位，在上腹部，前正中线上，当脐中上 5 寸处。

父母双手中指同时用力揉按孩子穴位，孩子有刺痛的感觉，每次揉按 1~3 分钟。

四缝穴

四缝穴

属经外穴，在第二至第五指掌侧，近端指关节的中央，当横纹中点。

父母弯曲拇指，以拇指指甲尖垂直轻轻掐按，每次左右各掐按 1~3 分钟。

足三里穴

属足阳明胃经经脉的穴位，位于小腿前外侧，当犊鼻穴下 3 寸，距胫骨前嵴一横指（中指）处。

父母以中指指腹垂直用力按压，每日早晚各按压 1 次，每次 1~3 分钟。

推荐食材

山药	薏苡仁	山楂	鸡内金	酸奶

取穴技巧

上脘穴

患儿仰卧，父母伸双手放于患儿胸部下方，手掌放松，约成瓢状，掌心向下，中指指尖想触碰的位置即是。

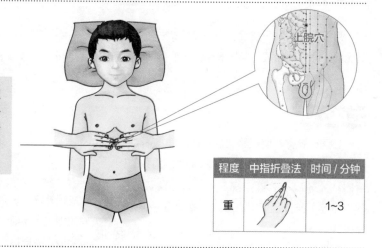

程度	中指折叠法	时间 / 分钟
重		1~3

四缝穴

患儿背坐，双手下垂，父母弯曲拇指，以拇指指腹垂直轻轻按揉患儿第二至第五指掌侧，近端指关节横纹中点即是。

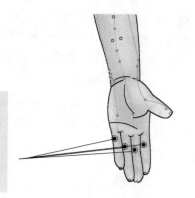

程度	拇指压法	时间 / 分钟
适度		1~3

足三里穴

患儿正坐，屈膝90°，手心对髌骨（左手对左腿，右手对右腿），手指朝向下，无名指指端下方与中指平行处即是该穴。

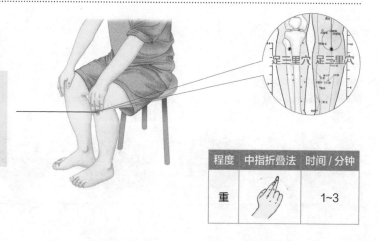

程度	中指折叠法	时间 / 分钟
重		1~3

食疗保健

忌食：羊肉、大枣、栗子、饴糖。

多食：山楂、山药、白萝卜、鸡肝。

山药粥：干山药片 100 克，小黄米 100 克，白糖适量。将米淘洗干净，与山药片一起碾碎，入锅，加水适量，熬成粥，加白糖调味，给小儿喂食。

鹌鹑蛋粥：鹌鹑蛋 100 克，粳米 50 克。将鹌鹑蛋洗净、煮熟、去壳，粳米洗净。将粳米煮粥，将熟时，下入鹌鹑蛋即可。每日 2 次，空腹服食，连服 5 日。

刮痧疗法

第一步，用角刮法刮拭背部哑门穴至身柱穴。

第二步，用角刮法刮拭腹部正中线中脘穴至气海穴，再刮拭腹部天枢穴。

第三步，用面刮法刮拭下肢外侧足三里穴。

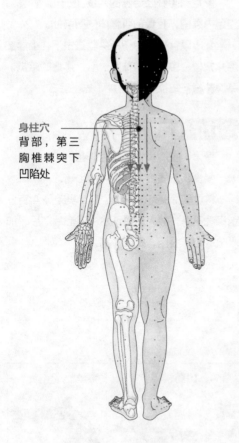

身柱穴
背部，第三胸椎棘突下凹陷处

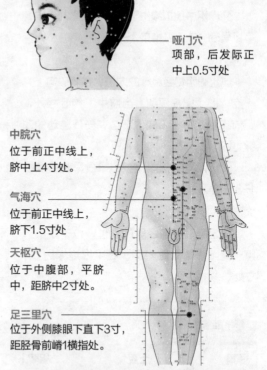

哑门穴
项部，后发际正中上0.5寸处

中脘穴
位于前正中线上，脐中上4寸处。

气海穴
位于前正中线上，脐下1.5寸处

天枢穴
位于中腹部，平脐中，距脐中2寸处。

足三里穴
位于外侧膝眼下直下3寸，距胫骨前嵴1横指处。

时间	运板	次数
10~15分钟	角刮法 面刮法	30次/步

疝气

小儿疝气，俗称"脱肠"，主要症状为腹股沟处有肿块，由腹腔内的器官脱出到疝气袋所形成，在患儿哭闹或剧烈运动、大便干结时会显现出来。脱出的器官以小肠居多，并伴有腹痛、恶心、呕吐、发热等症状。疝气一般在孩子出生之后很快发生，发病急，若不及时处理，孩子很容易有生命危险。父母平时要注意观察孩子的生活情况，一旦发现异常要尽快治疗。

特效穴位

筑宾穴

属足少阴肾经经脉的穴位，在小腿内侧，当太溪穴和阴谷穴的连线上，太溪穴上5寸处，腓肠肌肌腹的内下方。

父母用中指指腹由下往上推按患儿该穴，每日早晚，左右各推按1~3分钟。

气冲穴

属足阳明胃经经脉的穴位，在腹股沟上方一点，即大腿根里侧，当脐中下约5寸处，距前正中线2寸（穴位下边有一根跳动的动脉，即腹股沟动脉）。

父母以食指指腹揉按，每日早晚各揉按1~3分钟。

大敦穴

属足厥阴肝经经脉的穴位，位于足部，第一趾（靠第二趾一侧）趾甲根边缘约0.1寸处。

父母用拇指指腹揉按患儿穴位，患儿有酸、胀、痛的感觉。每次左右各揉按3~5分钟，先左后右。

中封穴

属足厥阴肝经经脉的穴位，位于足部背侧，当足内踝前，胫骨前肌腱内侧凹陷处。

父母以食指和中指指尖垂直由下往上揉按患儿穴位，患儿有特殊胀、酸、疼痛的感觉。每次左右各按揉3~5分钟，先左后右。

食疗保健

忌食：生冷食物、蚕豆、花生。

多食：流质食物、土豆、山药。

将生姜23克、人参7克、吴茱萸4克分别择洗干净，放入适量清水中浸泡片刻后，加水煎取药汁服用，每天1剂。

推荐食材

莲藕	土豆	胡萝卜	山药	青鱼
			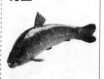	

取穴技巧

筑宾穴

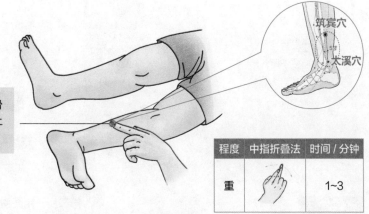

患儿仰卧，足部胫骨内侧，从内脚踝约5寸上方处即是该穴。

程度	中指折叠法	时间 / 分钟
重		1~3

气冲穴

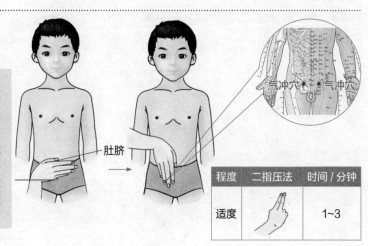

患儿正坐或仰卧，父母一手五指并拢，指尖朝右，将拇指放于患儿肚脐处，找出患儿肚脐正下方、小指边缘的位置，再以此为基点，右手中间三指并拢，指尖朝下，将食指置于此基点，则无名指指腹所在的位置即是该穴。

肚脐

程度	二指压法	时间 / 分钟
适度		1~3

大敦穴

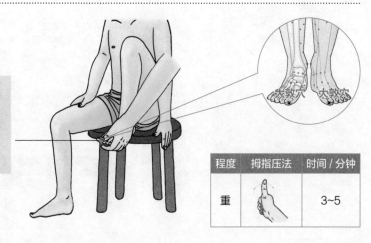

患儿正坐垂足，屈曲左膝，抬一足置于椅上，父母用一手轻握患儿左脚趾，四指在下，弯曲拇指，以指甲尖垂直掐按处即是。

程度	拇指压法	时间 / 分钟
重		3~5

中封穴

患儿正坐垂足，父母一手拇指放于患儿胫骨前肌腱内侧凹陷处即是。

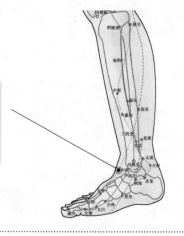

程度	二指压法	时间 / 分钟
轻		3~5

刮痧疗法

第一步，用垂直按揉法刮拭足背上的太冲穴和大敦穴。

第二步，用面刮法或平面按揉法刮拭小腿内侧三阴交穴。

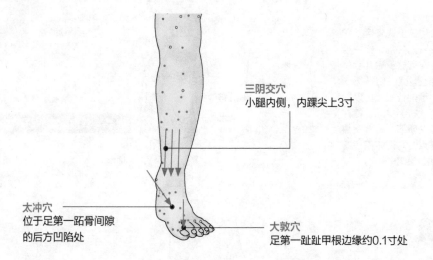

三阴交穴
小腿内侧，内踝尖上3寸

太冲穴
位于足第一跖骨间隙的后方凹陷处

大敦穴
足第一趾趾甲根边缘约0.1寸处

时间	运板	次数
10~15 分钟	面刮法或平面按揉法 垂直按揉法	20~30 次 / 步

呕吐

呕吐的发病率较高，婴幼儿和学龄儿童均能发病，主要表现为婴幼儿吐乳、普通呕吐以及喷射性呕吐等。小儿呕吐的发病原因非常复杂，咽喉、肠道、心脏功能受影响，感染或者服药不慎都可能引发呕吐现象。轻者在呕吐后一般可自愈，但呕吐严重者则可能引起身体脾胃虚损、气血不足等后果。

推拿疗法

1. 外感呕吐的患儿，可推攒竹穴、拿风池穴、推天柱骨、揉中脘穴、横纹推向板门各200次，运内八卦100次。

2. 胃寒呕吐的患儿，可补脾经、揉外劳宫穴、推三关、横纹推向板门、推天柱骨、揉中脘穴各200次。

3. 胃寒呕吐的患儿，可清脾经、清胃经、清大肠、推天柱骨、横纹推向板门各200次，运内八卦100次，退六腑、退下七节骨各200次。

4. 伤寒呕吐的患儿，可补脾经、揉板门、揉中脘穴、按揉足三里穴、横纹推向板门、推天柱骨各200次，分腹阴阳、运内八卦各100次。

特效穴位

期门穴

属足厥阴肝经经脉的穴位，在胸部，乳头直下，第6肋间隙齐平。

父母用拇指、食指直下掌根处揉按患儿穴位，患儿有胀痛的感觉。每次左右各（或双侧同时）揉按3~5分钟。

公孙穴

属足太阴脾经经脉的穴位，位于足内侧缘，当第一跖骨基底部的前下方。

父母以拇指指尖垂直揉按患儿穴位，每天早晚揉按1次，每次左右脚各揉按1~3分钟。

内关穴

属手厥阴心包经经脉的穴位，在前臂掌侧，掌长肌腱与桡侧腕屈肌腱之间，腕横纹往上大约三指宽的中央部位。

父母用拇指指尖或指甲尖垂直掐按患儿穴位，患儿有特别酸、胀、微痛的感觉，每天早晚，左右各掐按1~3分钟，先左后右。

推荐食材

猪肚	生姜	陈皮	白萝卜	葱
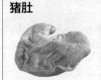				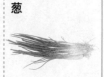

取穴技巧

期门穴

患儿仰卧，父母举双手，掌心向下，放在患儿双乳下、肋骨上，拇指、食指直下掌根处的鱼际处即是。

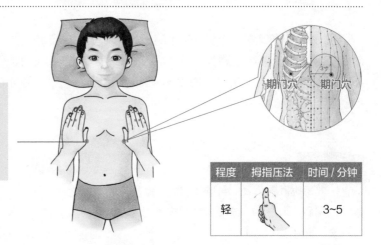

程度	拇指压法	时间 / 分钟
轻		3~5

公孙穴

患儿正坐，将脚跷起放在另一腿上，父母将一手的食指与中指并拢，中指位于患儿足内侧第一趾的跖骨基底部，则食指指腹所在位置即是。

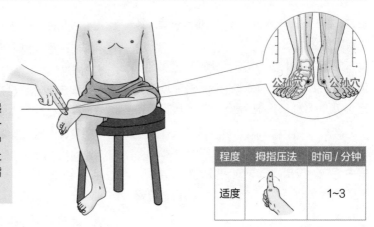

程度	拇指压法	时间 / 分钟
适度		1~3

内关穴

父母将一手中间3个手指头并拢，无名指放在患儿手腕横纹上，这时食指和患儿手腕交叉的中点，就是内关穴。

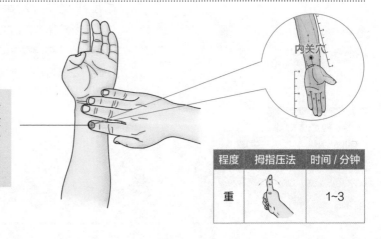

程度	拇指压法	时间 / 分钟
重		1~3

食疗保健

忌食：油腻、生冷、油炸食物。

姜糖茶：生姜、醋、红糖各适量。将生姜洗净切片，用醋浸腌 24 小时；然后取 3 片姜，加红糖适量以沸水冲泡片刻，代茶饮。

刮痧疗法

第一步，用角刮法刮拭前颈的天突穴。

第二步，用面刮法刮拭腹部的中脘穴，用同样方法从上到下刮拭前手臂阴面内关穴。

第三步，用平面按揉法刮拭小腿正前方的足三里穴，用同样方法刮拭足内侧的公孙穴。

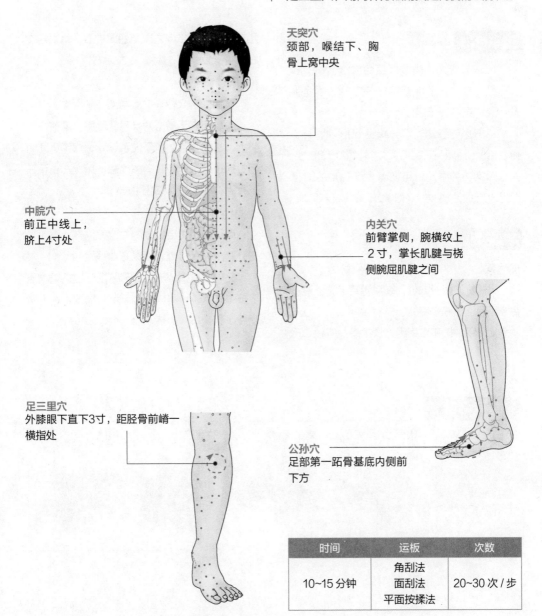

天突穴
颈部，喉结下、胸骨上窝中央

中脘穴
前正中线上，脐上4寸处

内关穴
前臂掌侧，腕横纹上2寸，掌长肌腱与桡侧腕屈肌腱之间

足三里穴
外膝眼下直下3寸，距胫骨前嵴一横指处

公孙穴
足部第一跖骨基底内侧前下方

时间	运板	次数
10~15 分钟	角刮法 面刮法 平面按揉法	20~30 次 / 步

脱肛

脱肛是指肛管、直肠外翻而脱垂于肛门外，又称"肛门直肠脱垂"，一般发生在 1~3 岁的孩子身上。若是病情不严重，可采用用手轻轻送回肛门的保守方法治疗；若是发病为腹泻、便秘、营养不良者，需积极治疗原发病。原发病治愈后，脱肛症状自然痊愈。

推拿疗法

1. 一般患儿，先按揉百会穴 2 分钟，揉丹田约 5 分钟，上推七节骨 300 次，揉龟尾 300 次，捏脊 3~5 次。

2. 气虚的患儿，可补脾经 500 次，补大肠 300 次，推上三关 300 次，补肾经 500 次。

3. 实热的患儿，可加清大肠 300 次，清小肠 300 次，揉曲池穴 300 次，退六腑 200 次。

特效穴位

长强穴

属督脉的第一穴位，在尾骨端下，当尾骨端与肛门连线的中点处。

父母以中指和食指用力揉按患儿穴位，患儿有酸胀的感觉向内以及四周扩散。每次用左右手各揉按 1~3 分钟，先左后右。

神阙穴

属任脉的穴位，在腹中部，脐中央。

父母用左手掌心对准患儿肚脐，覆盖在肚脐上，右手手掌覆盖于左手掌背，双手掌同时用力揉按穴位，患儿有酸痛感。每次左右手在下互换，各揉按 1~3 分钟。

滑肉门穴

属足阳明胃经经脉的穴位，位于上腹部，在肚脐上方 1 寸处，距前正中线 2 寸。

父母以食指、中指、无名指三指指腹垂直下按患儿穴位，再向外拉，用力揉按，每天早晚各 1 次，每次揉按 1~3 分钟。

推荐食材

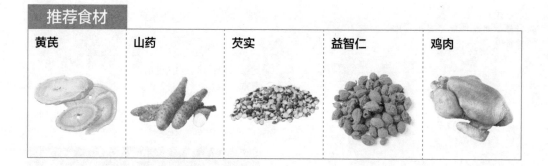

黄芪	山药	芡实	益智仁	鸡肉

取穴技巧

长强穴

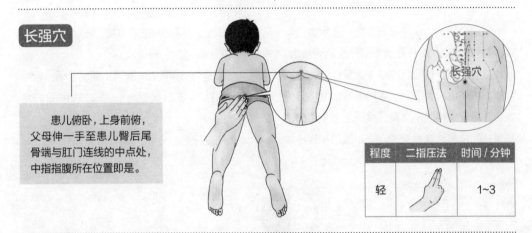

患儿俯卧，上身前俯，父母伸一手至患儿臀后尾骨端与肛门连线的中点处，中指指腹所在位置即是。

程度	二指压法	时间 / 分钟
轻		1~3

神阙穴

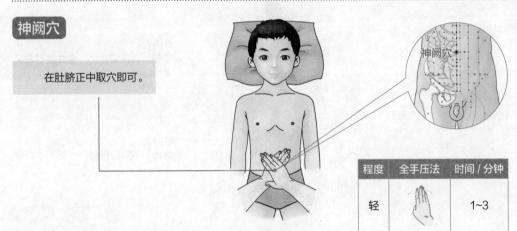

在肚脐正中取穴即可。

程度	全手压法	时间 / 分钟
轻		1~3

滑肉门穴

患儿仰卧，父母拇指与小指弯曲，中间三指伸直并拢，手指朝下，以食指第一关节贴于患儿肚脐之上，则无名指第二指间关节所在位置即是该穴。

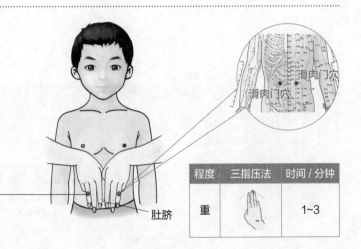

肚脐

程度	三指压法	时间 / 分钟
重		1~3

食疗保健

忌食：辛辣、生冷、油腻食物。

米粥：大米、小米各 60 克，加水煮至半熟，并加入 500 毫升豆浆，搅拌煮熟可食用。

注意：对患有脱肛的孩子，父母应该注意护理。孩子每次大便后，应用温开水洗净肛门处，并轻轻地将脱出之直肠揉托上去。平时注意患儿的营养和饮食卫生，防止腹泻和便秘使患儿再次发生脱肛。

刮痧疗法

第一步，用单角刮法刮拭头顶部百会穴。

第二步，用面刮法刮拭腰、骶部的命门穴、次髎穴、秩边穴、长强穴。

第三步，用面刮法刮拭小腿后侧承山穴，用平面按揉法刮拭第一、第二掌骨间的合谷穴。

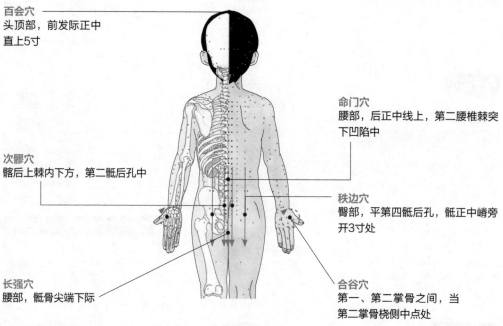

百会穴
头顶部，前发际正中
直上5寸

命门穴
腰部，后正中线上，第二腰椎棘突
下凹陷中

次髎穴
髂后上棘内下方，第二骶后孔中

秩边穴
臀部，平第四骶后孔，骶正中嵴旁
开3寸处

长强穴
腰部，骶骨尖端下际

合谷穴
第一、第二掌骨之间，当
第二掌骨桡侧中点处

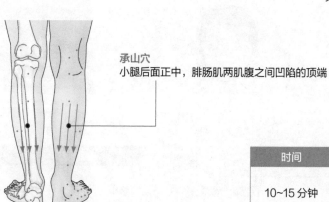

承山穴
小腿后面正中，腓肠肌两肌腹之间凹陷的顶端

时间	运板	次数
10~15 分钟	面刮法 单角刮法 平面按揉法	20~30 次 / 步

吐乳

新生儿偶然吐乳，且吐量不多，为正常现象，父母不必担心。但如果小儿呕吐不止，且喂乳即吐，则为病态，主要是由于患儿在胎内寒热偏盛，或产时外伤所致。新生儿胃部与喉部尚未发育成熟，吃奶时空气易与乳汁一起吸入胃部，也会导致吐乳。

特效穴位

中庭穴

属任脉的穴位，在胸部前正中线上，平第五肋间，即胸剑结合部。

父母双手中指同时用力按揉患儿穴位，患儿有刺痛的感觉，每次按揉 1~3 分钟。

玉堂穴

属任脉的穴位，在胸部前正中线上，平第三肋间。

父母双手中指同时用力按揉患儿穴位，患儿有刺痛的感觉，每次按揉 1~3 分钟。

廉泉穴

属任脉的穴位，在颈部，当前正中线上，喉结上方，舌骨上缘凹陷处。

父母弯曲拇指，由上往下，用指尖扣按患儿下巴下穴位，患儿有酸、麻、胀的感觉。每次用左右拇指各揉按1~3分钟，先左手后右手。

食疗保健

1. 老姜一节，丁香1粒。老姜挖 1 孔，放入丁香，用小火加水煎服。

2. 老姜 36 克，陈米适量。将老姜煨熟去皮研烂，同陈米共煮粥，缓缓喂服。

推荐食材

生姜	红枣	红糖	小茴香	吴茱萸
丁香	枇杷叶	人参	陈皮	木瓜

取穴技巧

中庭穴

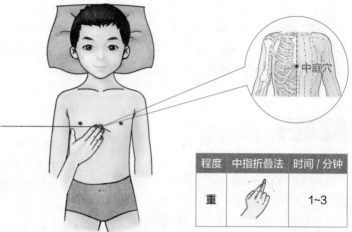

患儿仰卧，父母伸双手向患儿胸，中指指尖置于胸部前正中线上，平第五肋间处即是。

程度	中指折叠法	时间 / 分钟
重		1~3

玉堂穴

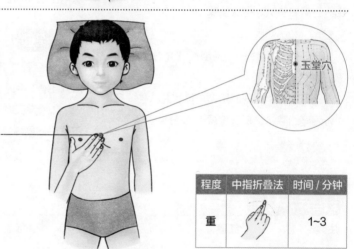

患儿仰卧，父母伸双手向患儿胸，中指指尖置于胸部前正中线上，平第三肋间处即是。

程度	中指折叠法	时间 / 分钟
重		1~3

廉泉穴

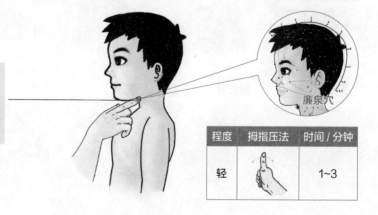

患儿正坐，父母伸一手，弯曲拇指，用指尖扣按患儿下巴下、喉结上方处即是。

程度	拇指压法	时间 / 分钟
轻		1~3

刮痧疗法

第一步，用面刮法刮拭背部的身柱穴。

第二步，用面刮法刮拭腹部的上脘穴。

第三步，用面刮法刮拭手臂上的内关穴。

第四步，用平面按揉法刮拭小腿正前方的足三里穴。

上脘穴
腹部，前正中线上，脐上5寸处

内关穴
前臂掌侧，腕横纹上2寸，掌长肌腱与桡侧腕屈肌腱之间

足三里穴
外膝眼下直下3寸，距胫骨前峰一横指处

身柱穴
背部，第三胸椎棘突下凹陷处

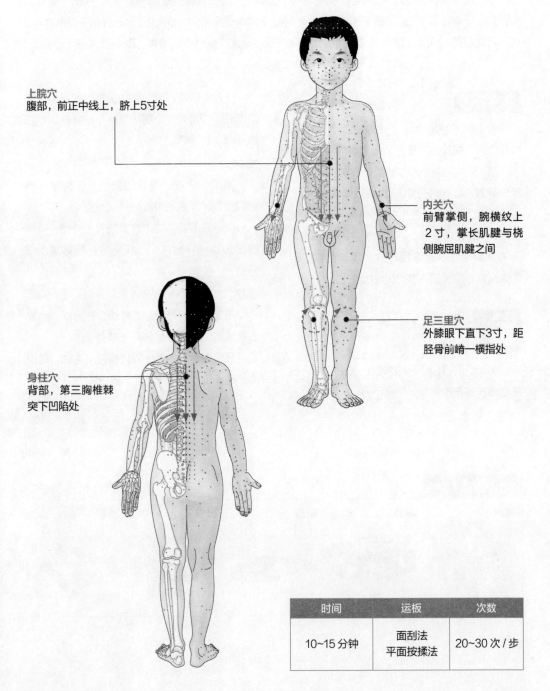

时间	运板	次数
10~15分钟	面刮法 平面按揉法	20~30次/步

厌食

小儿厌食主要是因为饮食不当、父母喂养不当等，让孩子养成了偏食的坏习惯，损伤了脾胃，或者是由于食物过于油腻，孩子消化不了，使得孩子体内饮食积滞、郁久化热，进而导致湿热内蕴，或大病之后脾胃气虚、胃不思纳。其症状主要表现为食欲不振而不欲纳食，以 1~6 岁孩子多见。

推拿疗法

1. 脾胃气虚的患儿，可补脾经、揉脾俞穴、揉胃俞穴、按揉足三里穴、摩腹、揉中脘穴各 200 次，运内八卦 100 次，捏脊 5 次，推三关、揉外劳宫穴、揉脐各 200 次，以健脾益气。

2. 胃阴不足的患儿，可通过补胃经、补脾经、揉胃俞穴、揉二马、揉板门各 200 次，运内八卦 100 次，揉胃俞穴、揉脾俞穴、运内劳宫穴、清天河水各 200 次。

特效穴位

俞府穴

属足少阴肾经经脉的穴位，在上胸部，前正中线左右三指宽处，锁骨下方。

父母举双手，用拇指指尖垂直揉按患儿胸前两侧、锁骨穴位，每天早晚，左右各（或双侧同时）揉按 3~5 分钟。

神封穴

属足少阴肾经经脉的穴位，在胸部，当第四肋间隙，前正中线旁开 2 寸处。

父母双手的四指（除拇指外）并拢，轻按胸部边缘的神封穴，一按一放，各持续 1~3 分钟。

步廊穴

属足少阴肾经经脉的穴位，在胸部，当第五肋间隙，前正中线旁开 2 寸处。

父母双手的四指（除拇指外）并拢，轻按胸部的步廊穴，一按一放，各持续 1~3 分钟。

推荐食材

猪肚	山楂	鲫鱼	菠萝	槟榔
		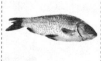		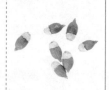

取穴技巧

俞府穴

患儿正坐或仰卧，父母举双手，用拇指指尖垂直揉按患儿胸前两侧、锁骨下位置即是。

锁骨

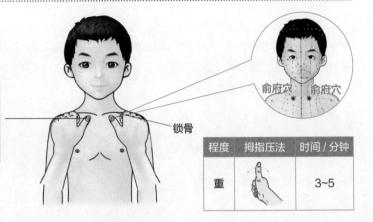

俞府穴　俞府穴

程度	拇指压法	时间 / 分钟
重		3~5

神封穴

父母将双手四指（拇指除外）并拢，放置于患儿胸部边缘位置，则中指指腹所在位置即是。

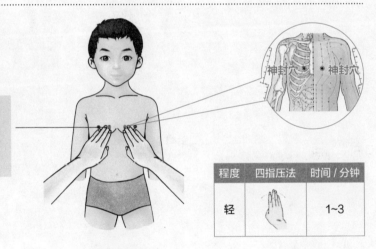

神封穴　神封穴

程度	四指压法	时间 / 分钟
轻		1~3

步廊穴

父母将双手四指（拇指除外）并拢，放置于患儿胸部第五肋间，前正中线旁开 2 寸处即是。

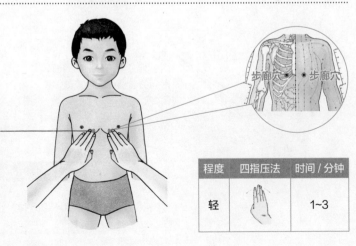

步廊穴　步廊穴

程度	四指压法	时间 / 分钟
轻		1~3

食疗保健

红枣枸杞陈皮汁：红枣和枸杞子各适量，一起放入锅内，加水用大火煮一会儿后，用小火继续煮到汤味较浓为止。待熬煮红枣和枸杞子的水变凉后，把陈皮切成丝，再切成 0.5 厘米长的段，放进汤里一起喝。

刮痧疗法

第一步，用垂直按揉法刮拭双手掌面的四缝穴。

第二步，用平面按揉法刮拭小腿阳面的足三里穴和足背上的公孙穴。

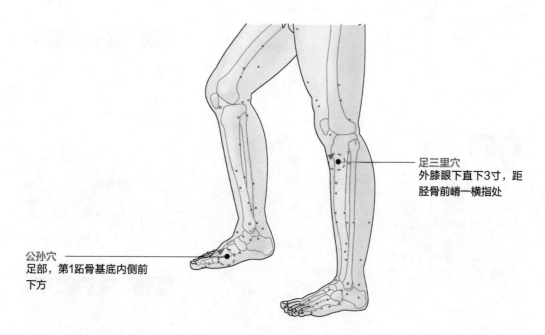

足三里穴
外膝眼下直下3寸，距胫骨前嵴一横指处

公孙穴
足部，第1跖骨基底内侧前下方

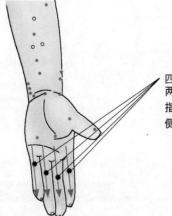

四缝穴
两手第二至第五指的掌面，指间关节横纹之中点处，每侧4穴

时间	运板	次数
10~20 分钟	平面按揉法 垂直按揉法	20~30 次 / 步

癫痫

　　癫痫俗称"羊癫风"，是一种脑功能障碍综合征，患病原因复杂，一般认为先天遗传、小儿胎中受惊、后天产伤、脑伤以及风痰扰神等都有可能导致癫痫，以痰火壅盛、阻塞窍道为多。癫痫主要表现为反复发作的肌肉抽搐和意识障碍，且伴有感觉、情感、行为或自主神经功能异常。癫痫不仅严重影响孩子的身体健康，同时还会对孩子的精神以及智力造成严重威胁。

特效穴位

小海穴

　　属手太阳小肠经经脉的穴位，在肘内侧，当尺骨鹰嘴与肱骨内上髁之间的凹陷处。

　　父母以拇指指腹垂直揉按患儿穴位，每次左右各揉按1~3分钟。

五处穴

　　属足太阳膀胱经经脉的穴位，位于头部，当前发际正中直上1寸，旁开1.5寸处。

　　父母以食指指腹按压患儿穴位，每次左右各1~3分钟。

眉冲穴

　　属足太阳膀胱经经脉的穴位，在头部，攒竹穴直上入发际0.5寸处，神庭穴与曲差穴连线之间。

　　父母以中指指腹揉按患儿穴位，每次左右各1~3分钟。

食疗保健

　　忌食：油腻、辛辣食物。

　　多食：荞麦、沙丁鱼、无花果、核桃。

　　天麻陈皮粥：天麻、陈皮各10克，大米100克，白糖适量。将天麻切片，与陈皮、大米同煮粥；待粥熟加入白糖调匀，每日1剂，分2次服完。

　　竹沥粥：淡竹沥30毫升，干地龙2克，大米100克。将干地龙研细末，与大米共煮粥；粥熟后加入淡竹沥、地龙末，分2次服完。

　　注意：对于患儿的发热性疾病，特别是高热抽搐的患儿，父母应该格外注意，要及早治疗，以减少致病的机会。平时也要避免孩子受到惊恐和受到精神刺激，预防此病发生。

推荐食材

红薯	土豆	鱼肉	牛奶	鸡蛋

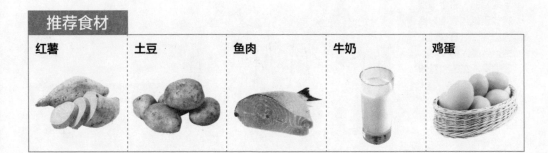

取穴技巧

小海穴

患儿伸臂屈肘向头，上臂与前臂约呈90度。父母一手轻握患儿肘尖，拇指指腹所在的两骨（尺骨鹰嘴与肱骨内上髁）间凹陷处即是该穴。

肘尖

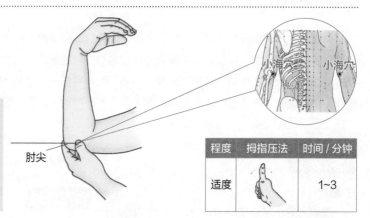

程度	拇指压法	时间 / 分钟
适度		1~3

五处穴

患儿仰卧，父母一手中间三指并拢，其他二指弯曲，掌心向患儿颜面，无名指第一关节全入患儿前发际，放于前发际上正中处，则食指尖所在的位置即是穴位。依此法找出另一穴。

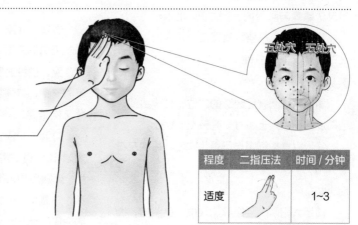

程度	二指压法	时间 / 分钟
适度		1~3

眉冲穴

患儿仰卧，父母双手中指伸直，其他手指弯曲，将中指指腹放于患儿眉毛内侧边缘处，沿直线向上推，指腹入前发际，则指尖所在的位置即是该穴。

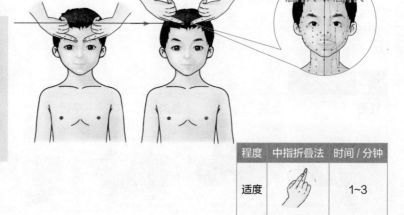

程度	中指折叠法	时间 / 分钟
适度		1~3

刮痧疗法

第一步，用角刮法刮拭头顶的百会穴。

第二步，用面刮法从上向下分段刮拭后颈部风府穴至背部陶道穴、身柱穴、心俞穴、肝俞穴；用同样的方法刮拭胸腹部的鸠尾穴。

第三步，用垂直按揉法刮拭尾指外侧的后溪穴。

第四步，用面刮法刮拭小腿前方的丰隆穴，用垂直按揉法刮拭足背的太冲穴。

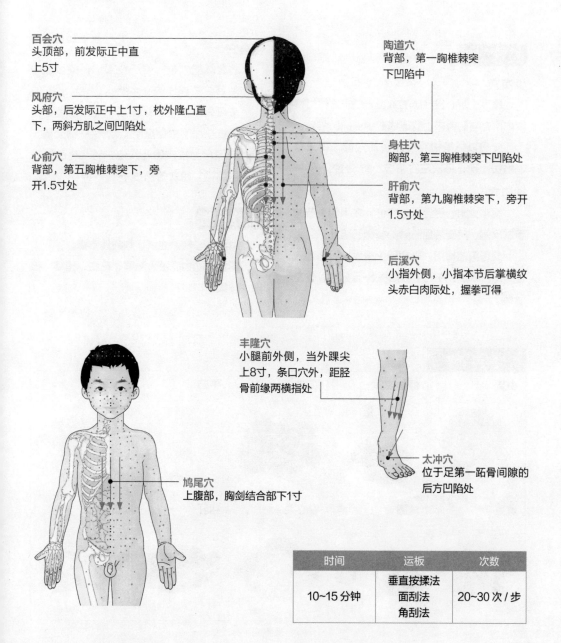

百会穴
头顶部，前发际正中直上5寸

风府穴
头部，后发际正中上1寸，枕外隆凸直下，两斜方肌之间凹陷处

心俞穴
背部，第五胸椎棘突下，旁开1.5寸处

陶道穴
背部，第一胸椎棘突下凹陷中

身柱穴
胸部，第三胸椎棘突下凹陷处

肝俞穴
背部，第九胸椎棘突下，旁开1.5寸处

后溪穴
小指外侧，小指本节后掌横纹头赤白肉际处，握拳可得

丰隆穴
小腿前外侧，当外踝尖上8寸，条口穴外，距胫骨前缘两横指处

鸠尾穴
上腹部，胸剑结合部下1寸

太冲穴
位于足第一跖骨间隙的后方凹陷处

时间	运板	次数
10~15分钟	垂直按揉法 面刮法 角刮法	20~30次/步

神经衰弱

神经衰弱并不只是属于成人的病症，小儿由于对外界事物的认识较浅，且在面对压力时无法自行调节，经常会导致神经衰弱，主要症状表现为容易疲劳或兴奋，有睡眠障碍，且在情绪上的波动很大。

特效穴位

少海穴

属手少阴心经经脉的穴位，位于人体肘横纹内侧端与肱骨内上髁连线的中点的凹陷处。

父母以拇指指腹按压患儿穴位，每天早晚各按 1 次，每次左右各按 1~3 分钟。

神门穴

属手少阴心经经脉的穴位，在手腕关节的手掌尺侧，尺侧腕屈肌腱的桡侧凹陷处。

父母弯曲拇指，以指甲尖垂直掐按患儿穴位，每日早晚，左右手各掐按 3~5 分钟，先左后右。

百会穴

属督脉的穴位，位于头部，在头顶正中线与两耳尖端连线的交点处。

父母先左手中指按压在患儿穴位上，右手中指按在左手中指指甲上，双手中指交叠，同时向下用力揉按患儿穴位，患儿有酸胀、刺痛的感觉。每次各揉按 1~3 分钟。

食疗保健

忌食：辛辣、油腻、刺激性食物。

多食：动物肝脏、海鲜、花生、猪脑、核桃、腰果。

推荐食材

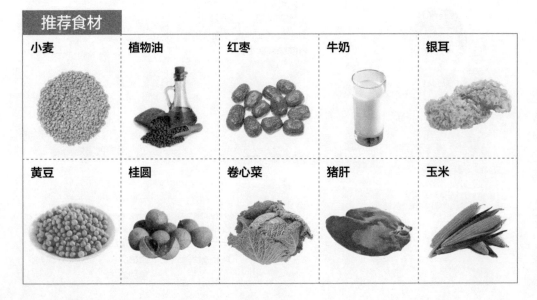

小麦	植物油	红枣	牛奶	银耳
黄豆	桂圆	卷心菜	猪肝	玉米

取穴技巧

少海穴

患儿正坐，抬手，手肘略屈，手掌向上，父母用另一手轻握患儿肘尖，四指在外，以拇指指腹所在的内肘尖内下侧、肘横纹内侧端凹陷处即是。

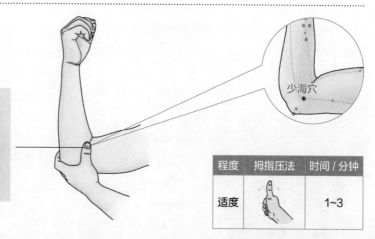

程度	拇指压法	时间 / 分钟
适度		1~3

神门穴

患儿正坐，伸手、仰掌，屈肘向上约45度，在无名指与小指掌侧向外方，父母用另一手四指握住患儿手腕，弯曲拇指，指甲尖所到的豆骨下、尺骨端凹陷处即是。

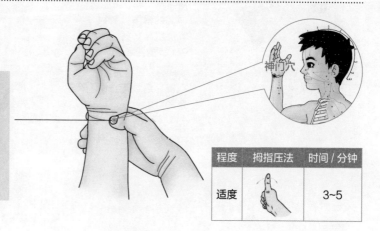

程度	拇指压法	时间 / 分钟
适度		3~5

百会穴

患儿背坐，父母举双手，虎口张开，用拇指指根碰触患儿耳尖。双手中指在头顶正中相碰触所在处即是穴位。

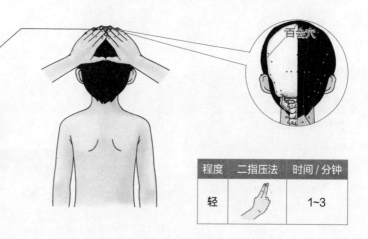

程度	二指压法	时间 / 分钟
轻		1~3

刮痧疗法

第一步，用单角刮法刮拭头顶及后脑的百会穴、风池穴，用刮痧板双角部从上到下刮拭天柱穴。

第二步，用平面按揉法刮拭小腿正前方的足三里穴，用同样的方法刮拭小腿内侧的三阴交穴。

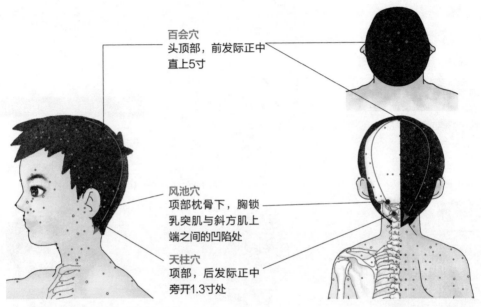

百会穴
头顶部，前发际正中直上5寸

风池穴
项部枕骨下，胸锁乳突肌与斜方肌上端之间的凹陷处

天柱穴
项部，后发际正中旁开1.3寸处

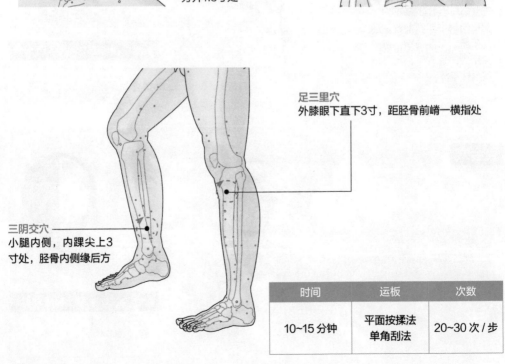

足三里穴
外膝眼下直下3寸，距胫骨前嵴一横指处

三阴交穴
小腿内侧，内踝尖上3寸处，胫骨内侧缘后方

时间	运板	次数
10~15分钟	平面按揉法 单角刮法	20~30次/步

多梦

孩子在睡觉时经常有说梦话、踢腿等动作，说梦话主要是由睡眠时大脑主管语言的神经细胞兴奋而引起；而踢腿动作则是由大脑神经主管动作部分的神经细胞兴奋而引起，一般而言都是正常的，父母不必担心。但是，如果孩子在做梦时有惊叫、梦游的现象，就应当格外留意了。这可能是孩子的大脑神经发育不完全和过度疲劳、受惊吓、饮食不当等原因造成的。

特效穴位

厉兑穴

属足阳明胃经经脉的穴位，在第二趾外侧，位于趾甲生长处的边角向第三趾靠近 0.1 寸的地方。

父母以拇指指甲垂直掐按患儿穴位，每日早晚各掐按 1~3 分钟，先左后右。

内关穴

属手厥阴心包经经脉的穴位，在前臂掌侧，掌长肌腱与桡侧腕屈肌腱之间，腕横纹往上大约三指宽的中央部位。

父母用拇指指尖或指甲尖垂直掐按患儿穴位，患儿有特别酸、胀、微痛的感觉，每天早晚，左右各掐按 1~3 分钟，先左后右。

神门穴

属于手少阴心经经脉的穴位，在手腕关节的手掌尺侧，尺侧腕屈肌腱的桡侧凹陷处。

父母弯曲拇指，以指甲尖垂直掐按患儿穴位，每日早晚，左右手各掐按 3~5 分钟，先左后右。

食疗保健

多食：莲子芯、核桃、蜂蜜、酸枣仁。

当归炖猪心：取猪心 1 只剖洗干净，与当归 10 克加入适量清水，调入酱油、生姜、小茴香、盐煨炖至熟透后，拣去当归即可。

注意：晚饭可以为孩子准备红枣面粉粥，可以起到稳定情绪、安神的作用。睡前不要让孩子吃太多零食；被子不宜盖过重、过暖；枕头不宜过高、过硬。

推荐食材

猪心	莴笋	酸枣仁	柏子仁	鸡蛋

取穴技巧

厉兑穴

患儿正坐屈膝，把脚抬起放在另一腿上。父母将一手四指置于患儿脚底托着，拇指在脚背。弯曲拇指下压，其指甲所在第二趾外侧指甲角处即是。

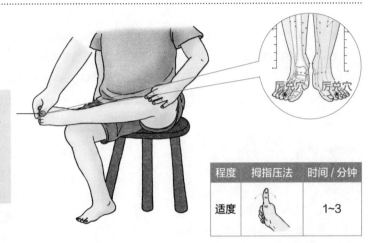

程度	拇指压法	时间 / 分钟
适度		1~3

内关穴

患儿正坐，伸手、仰掌，父母将一手中间 3 个手指头并拢，无名指放在患儿手腕横纹上，这时食指和患儿手腕交叉的中点，就是内关穴。

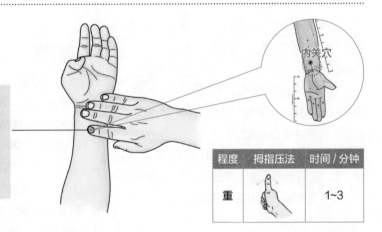

程度	拇指压法	时间 / 分钟
重		1~3

神门穴

患儿正坐，伸手、仰掌，屈肘向上约 45 度，在无名指与小指掌侧向外方，父母用另一手四指握住患儿手腕，弯曲拇指，指甲尖所到的豆骨下、尺骨端凹陷处即是。

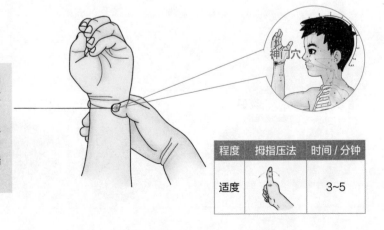

程度	拇指压法	时间 / 分钟
适度		3~5

刮痧疗法

第一步，用面刮法刮拭背部的心俞穴。

第二步，用面刮法刮拭前臂上的神门穴。

第三步，用平面按揉法或面刮法刮拭小腿正前方的足三里穴，用同样方法刮拭小腿阴面的三阴交穴。

第四步，用垂直按揉法刮拭足背上的太冲穴，用平面按揉法刮拭隐白穴。

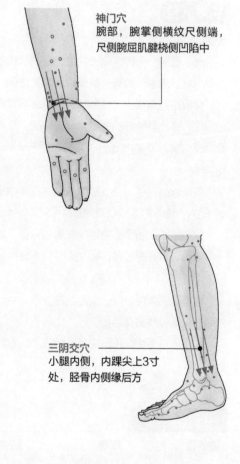

神门穴
腕部，腕掌侧横纹尺侧端，尺侧腕屈肌腱桡侧凹陷中

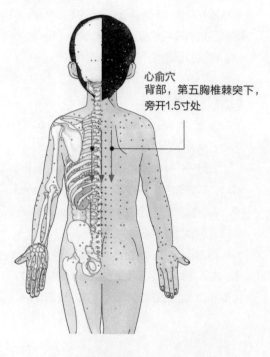

心俞穴
背部，第五胸椎棘突下，旁开1.5寸处

三阴交穴
小腿内侧，内踝尖上3寸处，胫骨内侧缘后方

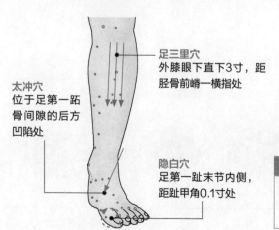

足三里穴
外膝眼下直下3寸，距胫骨前嵴一横指处

太冲穴
位于足第一跖骨间隙的后方凹陷处

隐白穴
足第一趾末节内侧，距趾甲角0.1寸处

时间	运板	次数
10~15 分钟	平面按揉法 面刮法	20~30 次 / 步

失眠

　　失眠与多梦有着密切的联系，睡眠不沉的患儿即使在睡着之后也容易多梦。失眠多与白天遇到的情景有关，让孩子精神过于紧张，不容易进入睡眠状态。

特效穴位

大陵穴

　　属手厥阴心包经经脉的穴位，在腕掌横纹的中点处，当掌长肌腱与桡侧腕屈肌腱之间。

　　父母用拇指指尖（或指甲尖）垂直掐按患儿穴位，患儿有刺痛的感觉。每天早晚，左右各掐按 1 次，每次 1~3 分钟，先左后右。

强间穴

　　属督脉的穴位，在头部，当后发际正中直上 4 寸，即脑户穴上 1.5 寸处。

　　父母用中指和食指指腹揉按患儿穴位，患儿有酸痛、胀麻的感觉，每次揉按 1~3 分钟。

百会穴

　　属督脉的穴位，位于头部，在头顶正中线与两耳尖端连线的交点处。

　　父母先左手中指按压在患儿穴位上，右手中指按在左手中指指甲上，双手中指交叠，同时向下用力揉按穴位，患儿有酸胀、刺痛的感觉。每次各揉按 1~3 分钟。

食疗保健

　　多食：牛奶、小米、百合、猪心、酸枣仁、小麦、糯米。

　　莴苣汁：《本草拾遗》称其"利五脏，通经脉，开胸膈"。莴苣茎、叶、皮的乳白色浆液，具有镇静安神的功效，可帮助孩子入睡，临睡前服食效果明显。

　　百合桂圆粥：将百合、桂圆肉各 15 克洗净，加入 100 克小米及适量清水，共同煮粥，待粥熟加入适量红糖。每天 2 次，空腹服用。

推荐食材

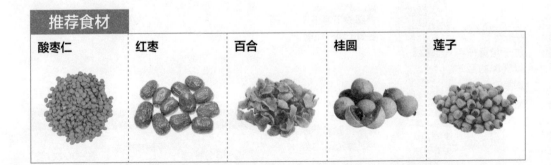

酸枣仁	红枣	百合	桂圆	莲子

取穴技巧

大陵穴

患儿正坐，手平伸，掌心向上，轻握拳，父母用手握患儿手腕处，四指在外，弯曲拇指，以指尖（或指甲尖）垂直掐按腕横纹处即是。

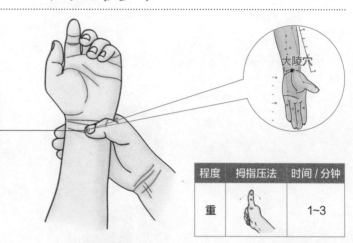

程度	拇指压法	时间／分钟
重		1~3

强间穴

患儿背坐或俯卧，父母伸双手置于其后脑处，掌心向头，扶住后脑勺，四指指尖并拢向头顶，中指指尖所在位置即是。

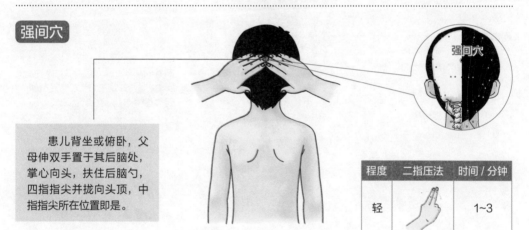

程度	二指压法	时间／分钟
轻		1~3

百会穴

患儿背坐，父母举双手，虎口张开，用拇指指根碰触患儿耳尖。双手中指在头顶正中相碰触所在处即是穴位。

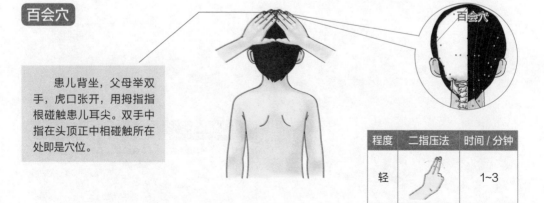

程度	二指压法	时间／分钟
轻		1~3

刮痧疗法

第一步，用角刮法进行全头刮拭，并重点刮拭百会穴。

第二步，用面刮法刮拭肩上风池穴至肩井穴一带。

第三步，用平面按揉法刮拭小腿正前方的足三里穴。

第四步，用垂直按揉法刮拭第一、第二趾之间的行间穴。

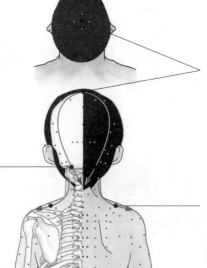

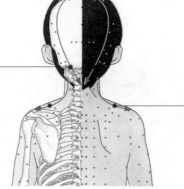

百会穴
头顶部，前发际正中直上5寸

风池穴
项部枕骨下，胸锁乳突肌与斜方肌上端之间的凹陷处

肩井穴
肩上，前对乳中，当大椎穴与肩峰连线中点

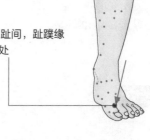

行间穴
足第一、第二趾间，趾蹼缘后方赤白肉际处

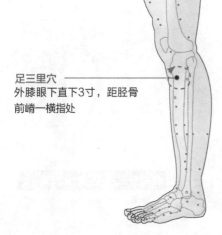

足三里穴
外膝眼下直下3寸，距胫骨前嵴一横指处

时间	运板	次数
10~15分钟	平面按揉法 垂直按揉法 面刮法 角刮法	20~30次/步

嗜睡

孩子的睡眠时间相对较长，但是对一旦疲劳就容易进入睡眠状态的孩子来说，这也许是一种病理性嗜睡。患有嗜睡的孩子容易感到疲劳、记忆力下降，且该病对孩子的日常生活造成很大影响。

特效穴位

囟会穴

属督脉的穴位，头部前发际正中直上 2 寸处。

父母以拇指指尖垂直按压患儿穴位，每天早晚各 1 次，每次按压 1~3 分钟。

百会穴

属督脉的穴位，位于头部，在头顶正中线与两耳尖端连线的交点处。

父母先左手中指按压在患儿穴位上，右手中指按在左手中指指甲上，双手中指交叠，同时向下用力揉按患儿穴位，患儿有酸胀、刺痛的感觉。每次各揉按 1~3 分钟。

三阴交穴

属足太阴脾经经脉的穴位，在小腿内侧，足内踝上缘四指宽，内踝尖正上方胫骨缘后方。

父母以拇指指尖垂直按压患儿穴位，每天早晚各 1 次，每次左右足各按压 1~3 分钟。

食疗保健

忌食：油腻、黏滞、辛辣、刺激性食物。

多食：鱼类、鸡蛋、牛奶、猪肝、新鲜蔬菜、紫菜、海带。

注意：不要让孩子吃得过饱；注重孩子的早餐质量，讲求营养均衡。

推荐食材

香蕉	菠菜	鸡蛋	黄豆	黑豆
牛奶	金枪鱼	豆腐	山药	枸杞子

取穴技巧

囟会穴

患儿背坐，父母举双手，拇指指尖放于患儿头部前发际正中直上2寸处即是。

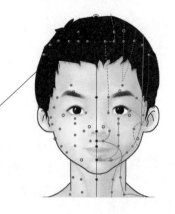

程度	拇指压法	时间／分钟
轻		1~3

百会穴

患儿背坐，父母举双手，虎口张开，用拇指指根碰触患儿耳尖。双手中指在头顶正中相碰触所在处即是穴位。

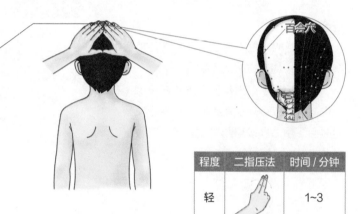

百会穴

程度	二指压法	时间／分钟
轻		1~3

三阴交穴

患儿正坐，抬脚置另一腿上，父母除拇指外的四指并拢伸直，并将小指置于患儿足内踝上缘处，则食指下、内踝尖正上方胫骨边缘后方即是该穴。

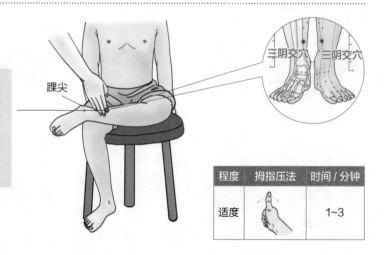

踝尖

三阴交穴　三阴交穴

程度	拇指压法	时间／分钟
适度		1~3

刮痧疗法

第一步，用角刮法刮拭头顶及后脑的百会穴和风池穴。

第二步，用面刮法刮拭前臂上的神门穴。

第三步，用平面按揉法刮拭小腿正前方的足三里穴。

第四步，用垂直按揉法刮拭太冲穴。

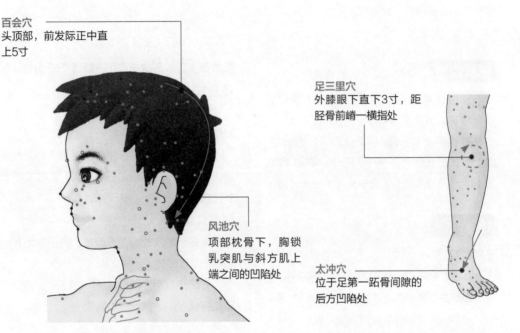

百会穴
头顶部，前发际正中直上5寸

足三里穴
外膝眼下直下3寸，距胫骨前嵴一横指处

风池穴
项部枕骨下，胸锁乳突肌与斜方肌上端之间的凹陷处

太冲穴
位于足第一跖骨间隙的后方凹陷处

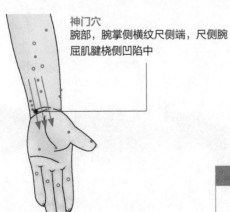

神门穴
腕部，腕掌侧横纹尺侧端，尺侧腕屈肌腱桡侧凹陷中

时间	运板	次数
10~15分钟	角刮法 平面按揉法 面刮法 垂直按揉法	20~30次/步

遗尿

小儿遗尿是小儿常见病症，主要表现为睡眠时尿床，有部分患儿在清醒时也不能自控而排尿，且伴有嗜饮水现象。小儿遗尿一般在婴幼儿时期得病，有的为暂时性行为，数月后消失，也有的是长期患病。当孩子逐渐进入学龄阶段，小儿遗尿会让孩子形成很严重的自卑心理，造成很大的精神负担，父母应引起重视。

推拿疗法

1. 可补脾经、运内八卦 100 次，捣小天心 100 次，推三关 100 次。

2. 揉脐 3~5 分钟，按揉关元穴 3~5 分钟，推上七节骨 100 次，捏脊 3~5 次。每日 1 次，10 日为 1 个小疗程，1 个半月为 1 个大疗程。

特效穴位

三阴交穴

属足太阴脾经经脉的穴位，在小腿内侧，足内踝上缘四指宽，内踝尖正上方胫骨缘后方。

父母以拇指指尖垂直按压患儿穴位，每天早晚各 1 次，每次左右足各按压 1~3 分钟。

肾俞穴

属足太阳膀胱经经脉的穴位，在腰部第二腰椎棘突下，旁开 1.5 寸处。

父母把食指叠加在中指指背上一起用力按揉患儿穴位，患儿有刺痛的感觉。每次左右手各揉按 3~5 分钟，先左后右。

气海穴

属任脉的穴位，在下腹部，前正中线上，脐中下 1.5 寸处。

父母将双手拇指叠加，轻按于患儿穴位处，患儿有酸胀的感觉，每次揉按 1~3 分钟。

推荐食材

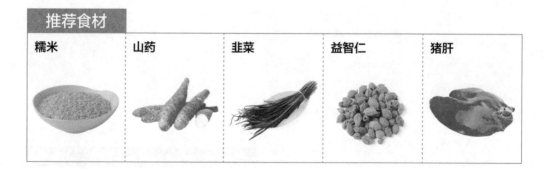

糯米	山药	韭菜	益智仁	猪肝

取穴技巧

三阴交穴

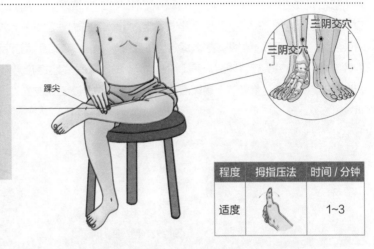

患儿正坐，抬脚置另一腿上，父母除拇指外的四指并拢伸直，并将小指置于患儿足内踝上缘处，则食指下、内踝尖正上方胫骨边缘后方即是该穴。

踝尖

程度	拇指压法	时间 / 分钟
适度		1~3

肾俞穴

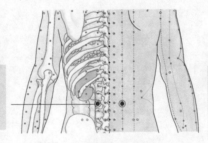

患儿仰卧，父母将食指放于患儿腰部第二腰椎棘突下旁开1.5寸处即是。

程度	中指折叠法	时间 / 分钟
重		3~5

气海穴

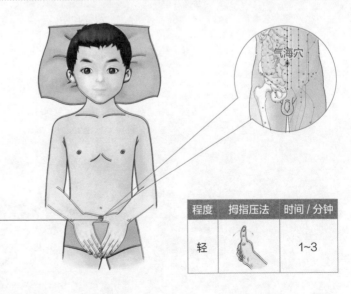

患儿仰卧，父母先让患儿将左右手四指（除拇指外）并拢，左右四指相触碰并置于小腹部，患儿拇指指腹相交叠，置于神阙穴下约1.5寸处即是。

程度	拇指压法	时间 / 分钟
轻		1~3

食疗保健

葱白 7~8 根，硫黄 30 克，共捣出汁，睡前敷脐上，连敷 2~3 夜，可治小儿遗尿症。

注意：父母要注意帮助孩子养成定时排尿的好习惯，每天晚上定时叫醒孩子排尿一次。白天，不宜让孩子过度疲劳，晚饭后一般不应再喝过多水。

刮痧疗法

第一步，用面刮法刮拭腰部的肾俞穴，用同样方法刮拭关元穴、中枢穴。

第二步，用面刮法刮拭肘部的尺泽穴，用平面按揉法刮拭小腿正前方的足三里穴和小腿内侧的三阴交穴。

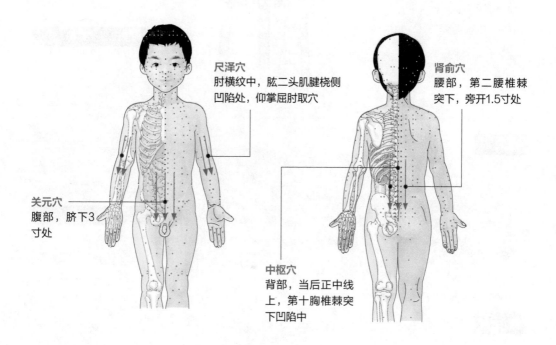

尺泽穴
肘横纹中，肱二头肌腱桡侧凹陷处，仰掌屈肘取穴

关元穴
腹部，脐下3寸处

中枢穴
背部，当后正中线上，第十胸椎棘突下凹陷中

肾俞穴
腰部，第二腰椎棘突下，旁开1.5寸处

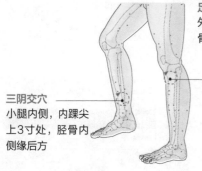

足三里穴
外膝眼下直下3寸，距胫骨前嵴一横指处

三阴交穴
小腿内侧，内踝尖上3寸处，胫骨内侧缘后方

时间	运板	次数
10~15 分钟	面刮法 平面按揉法	20~30 次 / 步

尿频

小儿尿频主要表现为患儿排尿次数比较频繁，一有尿意，必须立即排尿，无法控制，每次排尿量少。这种现象在 2~5 岁的孩子当中相当普遍，且男孩多于女孩。

特效穴位

三阴交穴

属足太阴脾经经脉的穴位，在小腿内侧，足内踝上缘四指宽，内踝尖正上方胫骨缘后方。

父母以拇指指尖垂直按压患儿穴位，每天早晚各 1 次，每次左右足各按压 1~3 分钟。

大敦穴

属足厥阴肝经经脉的穴位，位于足部，第一趾（靠第二趾一侧）趾甲根边缘约 0.1 寸处。

父母用大拇指指腹揉按患儿穴位，患儿有酸、胀、痛的感觉。每次左右各揉按 3~5 分钟，先左后右。

照海穴

属足少阴肾经经脉的穴位，在足内踝尖下方凹陷处。

父母用拇指指腹揉按患儿穴位，有酸、胀、痛的感觉，每次左右各揉按 3~5 分钟，先左后右。

食疗保健

1. 栗子 10 颗，切开两半，用开水煮一下，去壳取肉与芡实 30 克一同煮粥，加白糖 1 匙。每日服食 1 次。

2. 遇事紧张易出现尿频的患儿，可以取 7 颗白果，加盐煮汤，预先饮服，可以辅助治疗尿频。

3. 蚕茧 10 只，水煮半熟时取汁，兑入糯米粥内，加白糖 1 匙食用，可缩尿止遗。

4. 羊肚 1 个，清洗干净，加适量清水煮熟，加盐调味后服用。每日 1 次，连服 5 ~ 7 日。

5. 猪腰 1 个，切开洗净，与 20 克益智仁及适量清水一起煮熟，饮汤食猪腰。每日 1 次。

推荐食材

猪肚	猪腰	山药	白果	栗子
	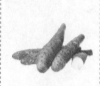	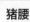		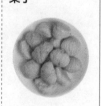

取穴技巧

三阴交穴

患儿正坐，抬脚置另一腿上，父母除拇指外的四指并拢伸直，并将小指置于患儿足内踝上缘处，则食指下、内踝尖正上方胫骨边缘后方即是该穴。

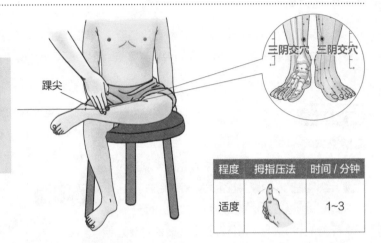

踝尖

程度	拇指压法	时间 / 分钟
适度		1~3

大敦穴

患儿正坐垂足，屈曲左膝，抬一足置于椅上，父母用一手轻握患儿左脚趾，四指在下，弯曲拇指，以指甲尖垂直掐按处即是。

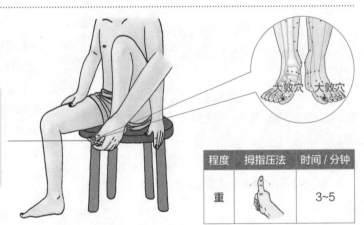

程度	拇指压法	时间 / 分钟
重		3~5

照海穴

患儿正坐，平放足底，父母放手在患儿足内侧，内踝尖下方凹陷处即是。

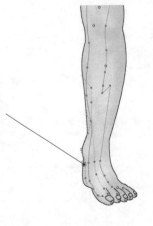

程度	拇指压法	时间 / 分钟
重		3~5

刮痧疗法

第一步，用面刮法刮拭关元穴、中枢穴、大赫穴。

第二步，用面刮法刮拭腰椎的肾俞穴。

第三步，用面刮法刮拭前臂上的尺泽穴。

第四步，用平面按揉法刮拭足内侧的曲泉穴、三阴交穴。

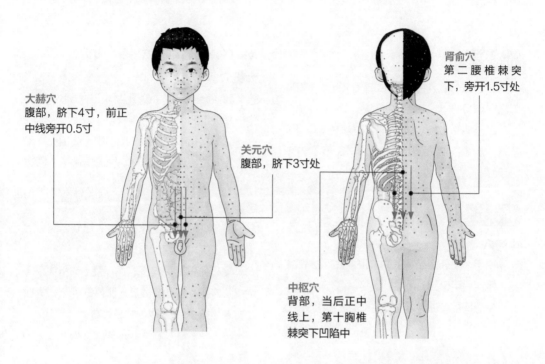

大赫穴
腹部，脐下4寸，前正中线旁开0.5寸

关元穴
腹部，脐下3寸处

肾俞穴
第二腰椎棘突下，旁开1.5寸处

中枢穴
背部，当后正中线上，第十胸椎棘突下凹陷中

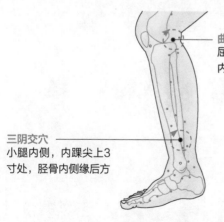

曲泉穴
屈膝，膝内侧横纹端内侧端

三阴交穴
小腿内侧，内踝尖上3寸处，胫骨内侧缘后方

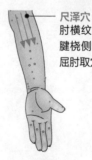

尺泽穴
肘横纹中，肱二头肌腱桡侧凹陷处，仰掌屈肘取穴

时间	运板	次数
10~15分钟	面刮法 平面按揉法	20~30次/步

盗汗

小儿盗汗表现为睡时出汗、醒来汗湿等症状，主要见于2~6岁体虚较弱者，因患儿体质的不同，其出汗量也不同，主要原因为表虚不固、营卫不和或脾胃积热、肺虚痰热或阳气衰损。

推拿疗法

1. 一般患儿可按揉肾顶穴500次，按揉二马穴100次，补脾经300次。

2. 捏脊3次，重提肾俞穴、脾俞穴、胃俞穴、肺俞穴。上述过程每天1次，6次为1个疗程。

特效穴位

少商穴

属手太阳肺经经脉上的穴位，在拇指的桡侧，距离指甲角约0.1寸处。

父母拇指弯曲，以指甲尖垂直掐按患儿穴位，每次轻轻掐按左右手各1~3分钟。

大椎穴

属督脉的穴位，位于背部正中线上，第七颈椎棘突下凹陷中。

父母拇指指尖向下，用指腹（或指尖）揉按患儿穴位，患儿有酸痛、胀麻的感觉。每次揉按1~3分钟。

复溜穴

属足少阴肾经经脉的穴位，小腿内侧，太溪穴直上2寸，跟腱前方处。

父母拇指指尖向下，用指腹（或指尖）揉按患儿穴位，患儿有酸痛、胀麻的感觉，每次左右各揉按1~3分钟，先左后右。

推荐食材

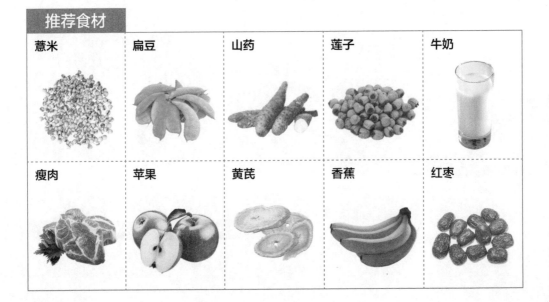

薏米	扁豆	山药	莲子	牛奶
瘦肉	苹果	黄芪	香蕉	红枣

取穴技巧

少商穴

患儿将拇指伸出，父母用食指、中指轻握，拇指弯曲，以指甲尖垂直掐按患儿拇指指甲角边缘即是。

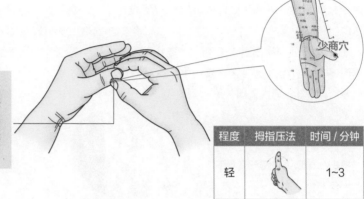

程度	拇指压法	时间 / 分钟
轻		1~3

大椎穴

患儿背坐或俯卧，父母把手放在患儿颈部背后正中线，第七颈椎棘突下凹陷中即是穴位。

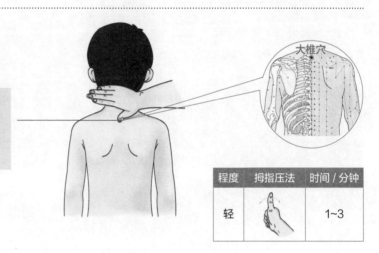

程度	拇指压法	时间 / 分钟
轻		1~3

复溜穴

患儿正坐垂足，屈曲左膝，抬一足置于椅上，父母用一手轻握患儿左脚趾，四指在下，弯曲拇指，以指甲尖垂直掐按处即是。

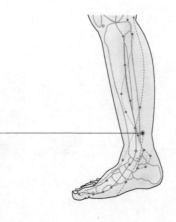

程度	拇指压法	时间 / 分钟
重		1~3

食疗保健

1. 猪排骨 1000 克，太子参 50 克，炖汤后分数次食用，可治疗生理性及缺钙引起的盗汗。

2. 枸杞饮：枸杞根皮 15 克，小麦 6 克，麦门冬 6 克。将以上 3 味材料加水煎煮至麦门冬熟，取汁，分次饮用。

刮痧疗法

第一步，用面刮法刮拭脊椎处的大椎穴。

第二步，用平面按揉法刮拭手第一、第二间的合谷穴和小指外侧的后溪穴。

第三步，用面刮法刮拭腕部的阴郄穴。

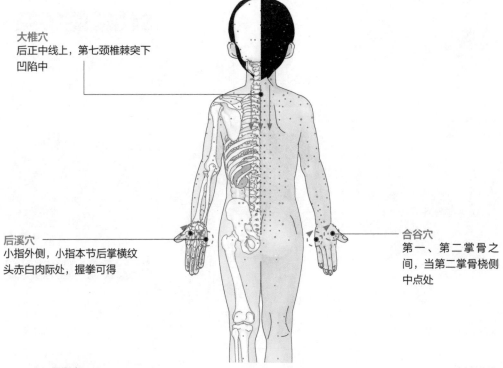

大椎穴
后正中线上，第七颈椎棘突下凹陷中

后溪穴
小指外侧，小指本节后掌横纹头赤白肉际处，握拳可得

合谷穴
第一、第二掌骨之间，当第二掌骨桡侧中点处

阴郄穴
前臂掌侧，尺侧腕屈肌腱的桡侧，腕横纹上0.5寸

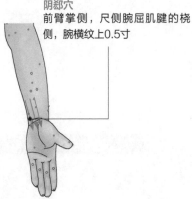

时间	运板	次数
10~15 分钟	面刮法 平面按揉法	20~30 次 / 步

脚气病

脚气病为维生素 B_1 缺乏症，主要累及神经系统和心血管系统，有水肿及浆液渗出，主要表现为多发性神经炎、食欲不振、大便秘结，严重时可出现心力衰竭。女性怀孕时缺乏维生素 B_1，新生儿可能患先天性脚气病，表现为哭声无力、神情萎靡、吸吮力弱、水肿、嗜睡等症状。

特效穴位

犊鼻穴

属足阳明胃经经脉的穴位，屈膝，在膝部，髌骨和髌韧带外侧的凹陷中。

父母双手掌心轻置于患儿膝盖上，以食指指腹用力垂直揉按患儿穴位，每天早晚各 1 次，每次揉按 1~3 分钟。

太白穴

属足太阴脾经经脉的穴位，位于足内侧缘，当第一趾跖关节后下方凹陷处，即脚的内侧缘靠近足第一趾处。

父母以拇指指腹垂直按压患儿穴位，每日早晚各按压 1 次，每次左右各按压 1~3 分钟。

承山穴

属足太阳膀胱经之穴位，在小腿后面正中，委中穴与昆仑穴之间，当伸直小腿或足跟上提时，腓肠肌肌腹下出现的尖角凹陷处就是这个穴位。

父母四指轻握患儿小腿，用拇指指腹揉按患儿穴位，每次左右各揉按 1~3 分钟。

昆仑穴

属足太阳膀胱经经脉的穴位，在足外踝后，外踝尖与跟腱之间的凹陷处。

父母拇指弯曲，用指节由上向下轻轻地刮按患儿穴位，每次时间为左右各（或双侧同时）1~3 分钟。

食疗保健

忌食：哈密瓜、蚕蛹、咖啡。

多食：黄豆、绿豆、小米、薏米、花生、猪肉、谷类的胚芽和外皮。

推荐食材

玉米	猪肝	鸡肝	荞麦	燕麦

取穴技巧

犊鼻穴

父母双手轻置于患儿膝盖上，中指放于膝盖髌骨下外侧的凹陷处，则食指指腹所在位置即是。

膝盖髌骨

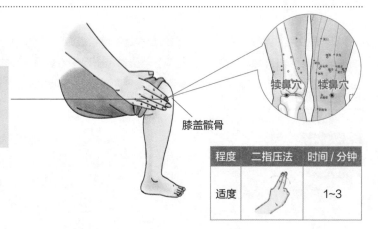

犊鼻穴　　犊鼻穴

程度	二指压法	时间 / 分钟
适度		1~3

太白穴

患儿仰卧，父母以一手的拇指按患儿脚的内侧缘靠近足第一趾的凹陷处即是。

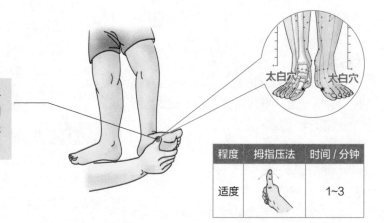

太白穴　　太白穴

程度	拇指压法	时间 / 分钟
适度		1~3

承山穴

患儿俯卧，父母轻握患儿小腿，拇指在上，其余四指在下，拇指指腹循着脚后跟正中（阿里基腱）直上，在小腿肚下，"人"字形的中点处即是该穴。

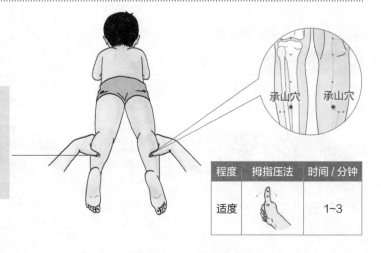

承山穴　　承山穴

程度	拇指压法	时间 / 分钟
适度		1~3

昆仑穴

患儿仰卧，双腿趋向自己的身体。父母用一手四指在下，掌心朝上托住患儿脚跟底部。拇指弯曲，指腹置于外踝尖后的凹陷处，则拇指指尖所在位置即是。

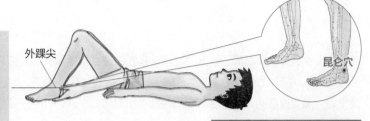

外踝尖

昆仑穴

程度	拇指压法	时间 / 分钟
轻		1~3

刮痧疗法

第一步，用面刮法从上到下分段刮拭小腿正前方的足三里穴和小腿外侧的悬钟穴。

第二步，用面刮法或平面按揉法刮拭小腿内侧的三阴交穴。

第三步，用面刮法刮拭足背的解溪穴，用垂直按揉法刮拭足五趾间的八风穴。

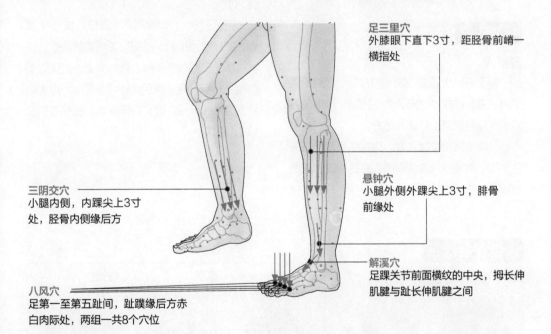

足三里穴
外膝眼下直下3寸，距胫骨前嵴一横指处

悬钟穴
小腿外侧外踝尖上3寸，腓骨前缘处

三阴交穴
小腿内侧，内踝尖上3寸处，胫骨内侧缘后方

解溪穴
足踝关节前面横纹的中央，拇长伸肌腱与趾长伸肌腱之间

八风穴
足第一至第五趾间，趾蹼缘后方赤白肉际处，两组一共8个穴位

时间	运板	次数
10~15分钟	面刮法 平面按揉法 垂直按揉法	20~30次 / 步

多汗

多汗是指全身或局部汗腺分泌过多，多是生理性体温调节，如外界气温过高、穿衣服过多、剧烈活动等，机体为了维持正常的体温而出汗，这是生理性多汗。同时，其他病症如小儿佝偻病、结核病、风湿性疾病、神经系统疾病等都可引起患儿多汗。在孩子多汗的情况下，睡眠时全身或半身出汗多，即为病理性多汗。

推拿疗法

1. 一般患儿可推脾经、推肺经、推肾经各100 次，按揉劳宫穴、神门穴、大陵穴、阳池穴各 1 分钟。

2. 从上而下捏脊 3~5 次。

上述操作每日 2 次，7 日为 1 个疗程。

特效穴位

肩髃穴

属手阳明大肠经经脉上的穴位，屈肘抬臂平肩，在肩端关节之间有两个凹陷，其中前方的小凹陷就是穴位所在的地方。

父母中指和食指并拢，以指腹垂直按压患儿穴位。两肩按摩方法相同，每日早晚，左右各按揉 1~3 分钟。

大横穴

属足太阴脾经经脉的穴位，在腹中部，距脐中 4 寸处。

父母以两手中指指尖垂直下压（此时患儿吸气、缩腹效果更佳）揉按患儿穴位，每天早晚各 1 次，每次各揉按 1~3 分钟。

劳宫穴

属手厥阴心包经经脉的穴位，位于手掌心，即握拳屈指时，中指指尖所在的部位。

患儿正坐、手平伸，掌心向上，父母以手轻握患儿手，四指置手背，弯曲拇指，用指甲尖垂直掐按患儿穴位。每天早晚，左右各掐按 1 次，每次 1~3 分钟，先左后右。

推荐食材

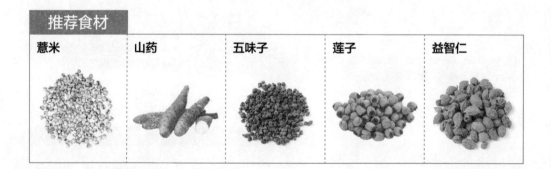

薏米	山药	五味子	莲子	益智仁

取穴技巧

肩髃穴

患儿正坐，双手下垂，父母以双手中指按压患儿肩端下，肩前呈现凹陷处即是。

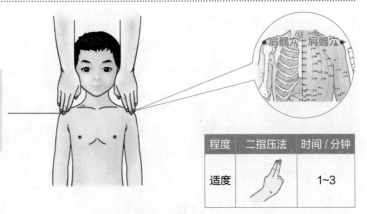

程度	二指压法	时间 / 分钟
适度		1~3

大横穴

患儿正坐或仰卧，父母一手五指并拢，手指朝下，将拇指放于患儿肚脐处，则小指边缘与肚脐所对的位置即是。再依此法找出左边穴位。

肚脐

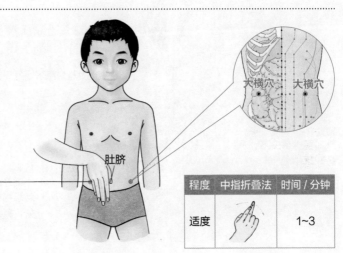

程度	中指折叠法	时间 / 分钟
适度		1~3

劳宫穴

患儿手平伸，微屈约45度，掌心向上，轻握拳，屈向掌心，中指指尖所对应的掌心的位置即是劳宫穴。

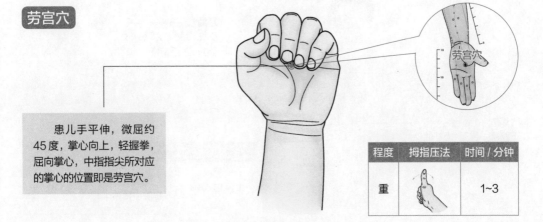

程度	拇指压法	时间 / 分钟
重		1~3

食疗保健

气阴两虚型的小儿多汗，主要表现为寐则多汗、形瘦肢冷、神萎嗜睡、口渴便干等症状，可取黑豆 30 克、桂圆肉 10 克、红枣 30 克煮汤食，每日 1 剂，分 2 次食完，15 天为 1 个疗程。

营卫不和型的小儿多汗，主要表现为汗出遍身、食欲不佳、面色倦白等症状，可取黄芪 15 克、红枣 20 颗，加水煮汤食，每日 1 剂，分 2~3 次饮食。连服 15 天为 1 个疗程。

刮痧疗法

第一步，用面刮法刮拭颈椎上的喘息穴，用同样方法刮拭腰椎的肾俞穴。

第二步，用平面按揉法刮拭小指外侧的后溪穴。

第三步，用面刮法刮拭小腹的气海穴和小腿内侧的复溜穴。

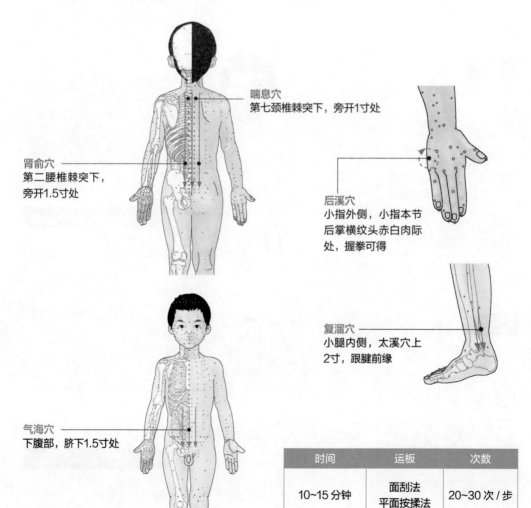

喘息穴
第七颈椎棘突下，旁开1寸处

肾俞穴
第二腰椎棘突下，旁开1.5寸处

后溪穴
小指外侧，小指本节后掌横纹头赤白肉际处，握拳可得

复溜穴
小腿内侧，太溪穴上2寸，跟腱前缘

气海穴
下腹部，脐下1.5寸处

时间	运板	次数
10~15 分钟	面刮法 平面按揉法	20~30 次 / 步

风湿性关节炎

小儿的风湿性关节炎多以侵犯小关节为特点，并以急性者多见，主要为风湿热，严重时可发生关节肿胀、僵硬、畸形，甚至有腰酸背痛、筋脉拘急的症状，对体质虚弱、腠理不密、卫外不固的患儿影响很大，通常由风、寒、湿、邪乘虚而入，流经经络、关节所致。

特效穴位

犊鼻穴

属足阳明胃经经脉的穴位，屈膝，在膝部，髌骨和髌韧带外侧的凹陷中。

父母双手掌心轻置于患儿膝盖上，以食指指腹用力垂直揉按患儿穴位，每天早晚各 1 次，每次揉按 1~3 分钟。

飞扬穴

属足太阳膀胱经经脉的穴位，在小腿后面，外踝后，昆仑穴直上 7 寸，承山穴外下方 1 寸处。

父母以食指、中指指腹揉按患儿穴位，每次左右各揉按 1~3 分钟。

膝关穴

属足厥阴肝经经脉的穴位，在小腿内侧胫骨内上髁后下方，腓肠肌内侧头的上部。

父母以食指、中指指腹揉按患儿穴位，每次左右各揉按 1~3 分钟。

巨骨穴

属手阳明大肠经经脉的穴位，在肩上部，锁骨肩峰与肩胛冈之间凹陷处。

父母以中间三指放在锁骨肩峰与肩胛冈之间凹陷处，用中指指腹向下揉按患儿穴位，有特殊酸麻、胀痛的感觉。每天早晚各按压 1 次，每次左右各（或双侧同时）按压 1~3 分钟。

食疗保健

忌食：辛辣刺激性食物、冷饮、干酪。

多食：韭菜、芹菜、油菜、木瓜、低盐食物、豆类制品、蛋类、鱼等。

注意：父母平时要鼓励孩子加强体育锻炼，增强体质，注意营养，避免上呼吸道感染，预防风湿性关节炎。

推荐食材

鸡蛋	韭菜	豆腐	土豆	芹菜
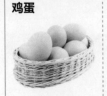		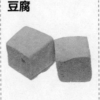	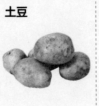	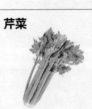

取穴技巧

犊鼻穴

父母双手轻置于患儿膝盖上，中指放于膝盖髌骨下外侧的凹陷处，则食指指腹所在位置即是。

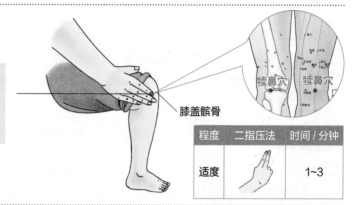

膝盖髌骨

程度	二指压法	时间 / 分钟
适度		1~3

飞扬穴

患儿仰卧，双腿趋向自己的身体，父母一手四指（除拇指外）并拢，顺着患儿跟腱外侧的骨头向上摸至小腿肌肉的边缘，则食指指腹所在位置即是该穴。

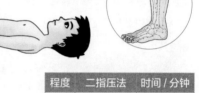

程度	二指压法	时间 / 分钟
适度		1~3

膝关穴

患儿正坐、屈膝，父母双手掌心向里，一手四指（除大拇指外）并拢，以食指、中指放于患儿小腿内侧腓肠肌内侧头的上部即是穴位。

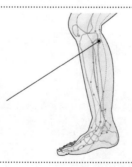

程度	二指压法	时间 / 分钟
适度		1~3

巨骨穴

患儿正坐，父母把手放在患儿肩上，以中间三指放在患儿锁骨肩峰与肩胛冈之间凹陷处，中指指腹所在位置即是。

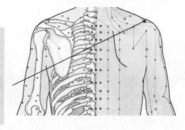

程度	中指折叠法	时间 / 分钟
重		1~3

刮痧疗法

第一步，用面刮法刮拭患处的相关关节穴位。

第二步，用面刮法刮拭膀胱经的大杼穴。

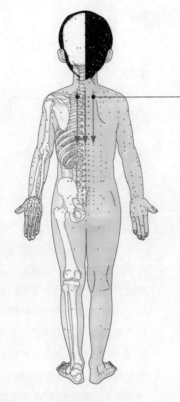

大杼穴
第一胸椎棘突下，旁开1.5寸处

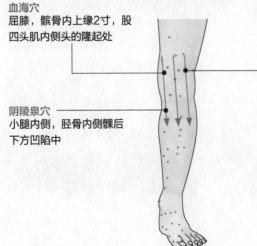

血海穴
屈膝，髌骨内上缘2寸，股四头肌内侧头的隆起处

阴陵泉穴
小腿内侧，胫骨内侧髁后下方凹陷中

梁丘穴
屈膝，大腿前面，当髂前上棘与髌底外侧端的连线上，髌底上2寸处

时间	运板	次数
10~15 分钟	面刮法	20~30 次 / 步

腓肠肌痉挛

腓肠肌痉挛俗称"腿肚抽筋"，是由于突然受到风寒、冷水刺激或缺钙等原因而引发的小腿肚抽筋，主要表现为发作时局部疼痛难忍、腿不能伸直。

特效穴位

承山穴

属足太阳膀胱经经脉的穴位，在小腿后面正中，委中穴与昆仑穴之间，当伸直小腿或足跟上提时，腓肠肌肌腹下出现的尖角凹陷处就是这个穴位。

父母四指轻握患儿小腿，用拇指指腹揉按患儿穴位，每次左右各（或双侧同时）揉按1~3分钟。

承筋穴

属足太阳膀胱经经脉的穴位，位于小腿后面，当委中穴与承山穴的连线上，腓肠肌肌腹中央，委中穴下5寸处。

父母用手轻握小腿，拇指在小腿后部正中央处，其余四指在小腿侧，以拇指指腹揉按患儿穴位，每次左右各揉按1~3分钟。

委阳穴

属足太阳膀胱经经脉之穴位，在小腿部，腘横纹外侧端，当股二头肌肌腱内侧。

父母四指轻握患儿小腿，用拇指指腹揉按患儿穴位，每次左右各（或双侧同时）揉按1~3分钟。

注意事项

在孩子睡眠之前，父母将适温的暖水袋放入孩子的小腿间，让暖水袋促进孩子腿部的血液循环；平时多给孩子吃一些御寒的食物；让孩子经常锻炼，腿肚抽筋症状就会慢慢痊愈。

如果孩子夜间突然发生腿肚抽筋，父母可按以下步骤为孩子进行处理：按摩抽筋部位；慢慢舒展、拉长抽筋部位的肌肉，使其保持在伸展状态；在抽筋部位用毛巾热敷。

推荐食材

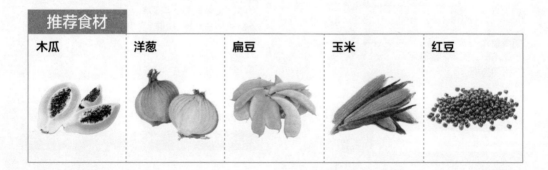

木瓜	洋葱	扁豆	玉米	红豆

取穴技巧

承山穴

患儿俯卧，父母轻握患儿小腿，拇指在上，其余四指在下，大拇指指腹循着脚后跟正中（阿里基腱）直上，在小腿肚下，"人"字形的中点处即是该穴。

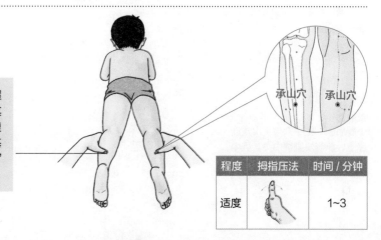

程度	拇指压法	时间 / 分钟
适度		1~3

承筋穴

患儿俯卧，父母轻握患儿腿内侧，拇指在上，其余四指在下，拇指放于小腿正中央处，后部肌肉的最高点，拇指指腹处即是该穴。

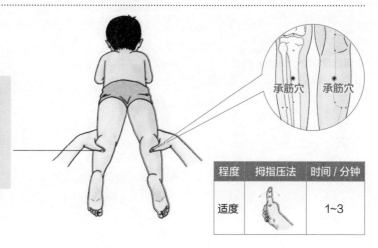

程度	拇指压法	时间 / 分钟
适度		1~3

委阳穴

患儿俯卧，父母双手轻握患儿大腿两侧，拇指在上，其余四指在下，拇指放在小腿腘横纹外侧端，股二头肌肌腱内侧，则拇指所在的位置即是该穴。

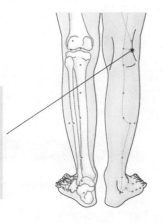

程度	拇指压法	时间 / 分钟
适度		1~3

刮痧疗法

第一步，用面刮法刮拭小腿阴面的承筋穴、承山穴。

第二步，用面刮法刮拭小腿外侧外丘穴至外踝尖穴一带的位置。

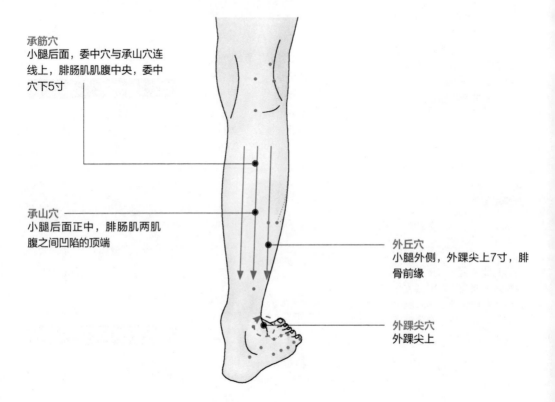

承筋穴
小腿后面，委中穴与承山穴连线上，腓肠肌肌腹中央，委中穴下5寸

承山穴
小腿后面正中，腓肠肌两肌腹之间凹陷的顶端

外丘穴
小腿外侧，外踝尖上7寸，腓骨前缘

外踝尖穴
外踝尖上

时间	运板	次数
10~15分钟	面刮法	20~30次/步

惊风

　　小儿惊风又称为"小儿惊厥"，是一种小儿常见病，对年龄越小的孩子危害越大，主要症状表现为发病时四肢抽搐，伴高热、神昏。发病急骤的叫"急惊风"，可见于脑炎及其他传染性或感染性疾病。手足徐动、发病缓慢、不伴高热神昏的叫"慢惊风"，见于缺钙、脱水、营养不良等。凡抽搐病因已明确诊断者，及大脑发育不全、脑性瘫痪皆可照此法治疗。

推拿疗法

　　1. 对于急惊风的患儿，可先采用掐人中穴，拿合谷穴、拿曲池穴、掐端正、老龙、十宣、威灵等方法急救，然后揉小天心300次，分阴阳200次，补肾经500次，清天河水300次，揉二马200次，平肝清肺300次，退六腑300次。

　　2. 对于慢惊风的患儿，可补脾经500次，推三关200次，补肾经500次，揉二马穴200次，揉外劳宫穴300次，揉小天心300次，运内八卦200次，清四横纹200次，清天河水100次，捏脊3~5次。

特效穴位

五处穴

　　属足太阳膀胱经经穴位，在头部，当前发际正中直上1寸，旁开1.5寸处。

　　父母以食指指腹按压患儿穴位，每次左右各1~3分钟。

前顶穴

　　属督脉的穴位，在头部，当前发际正中直上3.5寸，即百会穴前1.5寸处。

　　父母先左手中指按压在患儿穴位上，右手中指按在左手中指指甲上，双手中指交叠，同时向下用力揉按穴位，患儿有酸胀、刺痛的感觉，每次揉按1~3分钟。

水沟穴

　　属督脉的穴位，位于上唇上中部，人中沟的上1/3与中1/3的交点，用指压时有强烈的压痛感。

　　父母弯曲食指，以指尖揉按患儿穴位，患儿有特殊刺痛的感觉，每次揉按1~3分钟。

推荐食材

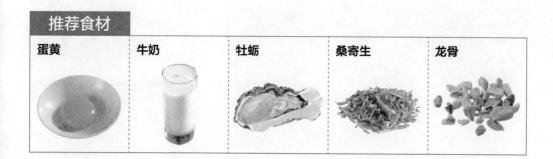

蛋黄	牛奶	牡蛎	桑寄生	龙骨

取穴技巧

五处穴

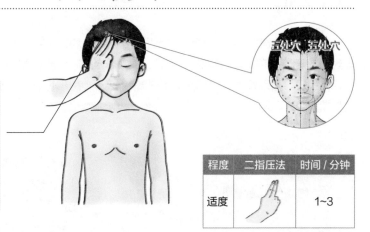

患儿正坐，父母一手中间三指并拢，其他二指弯曲，掌心向颜面，无名指第一关节全入患儿前发际，放于前发际上正中处，则食指指尖所在的位置即是穴位。依此法找出另一穴。

程度	二指压法	时间 / 分钟
适度		1~3

前顶穴

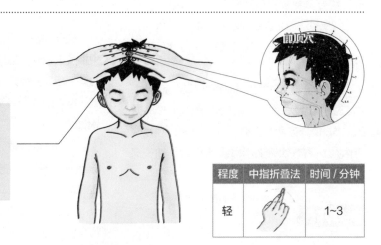

患儿正坐，父母举双手过患儿头，掌心朝下，手掌放松，自然弯曲，指尖下垂，约成瓢状，中指指尖相触碰处即是。

程度	中指折叠法	时间 / 分钟
轻		1~3

水沟穴

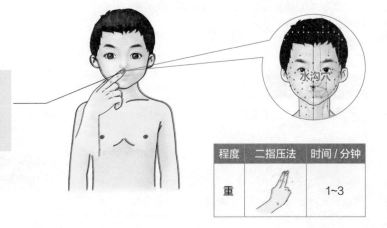

患儿正坐，父母伸手置患儿面部，五指朝上，掌心朝孩子，弯曲食指置于鼻沟中上部即是。

程度	二指压法	时间 / 分钟
重		1~3

食疗保健

竹叶粳米粥：淡竹叶 30 克，粳米 50 克，冰糖适量，先将淡竹叶加水煎汤取汁，再加入粳米煮成粥，拌入冰糖调味食用。每天 2 次，早晚食用，连食 1 周。

刮痧疗法

第一步，用角刮法刮拭头顶部的百会穴。

第二步，用面刮法刮拭手臂屈肘处的曲池穴和手臂阴面的曲泽穴。

第三步，用面刮法刮拭小腿外侧的阳陵泉穴和光明穴。

第四步，用垂直按揉法刮拭足背部的太冲穴。

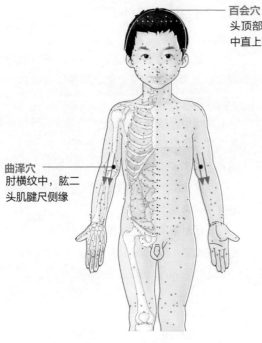

百会穴
头顶部，前发际正中直上5寸

曲泽穴
肘横纹中，肱二头肌腱尺侧缘

阳陵泉穴
小腿外侧，当腓骨小头前下方凹陷处

光明穴
小腿外侧，当外踝尖上5寸，腓骨前缘

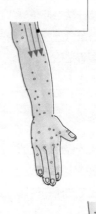

曲池穴
屈肘，肘横纹头与肱骨外上髁连线中点

太冲穴
位于足第一跖骨间隙的后方凹陷处

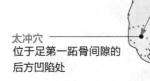

时间	运板	次数
10~15 分钟	角刮法 面刮法 垂直按揉法	20~30 次 / 步

荨麻疹

荨麻疹是一种过敏性皮肤病，中医认为风邪为其主要发病因素，同时又与饮食有着密切关系。儿童过量摄入荤腥、厚味或者肠道内有寄生虫，都有可能发病，主要表现为局部性水肿，并伴有皮肤瘙痒和皮肤烧灼样的感觉。

推拿疗法

1. 捏拿患儿双膝的百虫窝穴，左右各500次，按揉足三里穴100次。

2. 捏拿膈俞穴5次，按揉曲池穴1分钟。

注意：推拿疗法治疗荨麻疹有一定疗效，然而对顽固性荨麻疹则应配合有关的抗过敏药物、针灸、拔罐等法治疗。

特效穴位

肩髃穴

属手阳明大肠经经脉上的穴位，屈肘抬臂平肩，在肩端关节之间有2个凹陷，其中前方的小凹陷就是穴位所在的地方。

父母中指和食指并拢，以指腹垂直按压患儿穴位。两肩按摩方法相同，每日早晚，左右各按揉1~3分钟。

血海穴

属足太阴脾经经脉穴位，屈膝，在大腿内侧，髌底内侧端上2寸处，当股四头肌内侧头的隆起处。

父母用拇指垂直按压患儿穴位，每天早晚各1次，每次左右脚各按压3~5分钟。

风门穴

属足太阴膀胱经经脉的穴位，在第二胸椎棘突下，旁开1.5寸处。

父母举手抬肘，用中指指腹揉按患儿穴位，每次左右各（或双侧同时）揉按1~3分钟。

推荐食材

牛肉	南瓜	玉米须	西红柿	香蕉
橘子	葡萄	胡萝卜	海带	苹果

取穴技巧

肩髃穴

患儿正坐，双手下垂，父母以双手中指按压患儿肩端下，肩前呈现凹陷处即是。

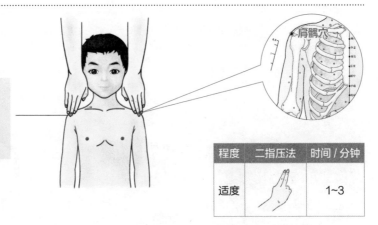

程度	二指压法	时间 / 分钟
适度		1~3

血海穴

患儿正坐，跷一足于另一腿上，父母将一手四指（拇指除外）并拢，小指指尖置于膝盖内侧的上角，则食指指腹所在位置即是该穴。

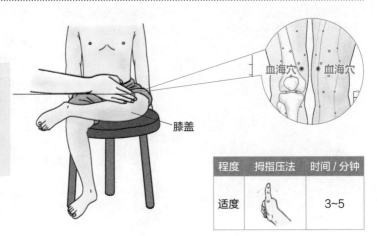

膝盖

程度	拇指压法	时间 / 分钟
适度		3~5

风门穴

患儿背坐，头微向前俯，父母双手举起，并拢食指、中指，其他手指弯曲，越过肩伸向患儿背部，将中指指腹置于大椎穴下第二个凹洼（第二胸椎与第三胸椎间）的中心，则食指指尖所在的位置即是该穴。

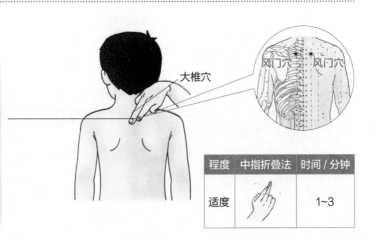

大椎穴

程度	中指折叠法	时间 / 分钟
适度		1~3

199

食疗保健

多食：海带、黄瓜、薏米。

注意：父母平时要经常带孩子锻炼，帮助其增强体质。

刮痧疗法

第一步，用角刮法刮拭头顶的百会穴。

第二步，用面刮法从上往下刮拭肩髃穴至曲池穴。

第三步，用面刮法刮拭背部的肝俞穴，用同样方法刮拭腿部的血海穴。

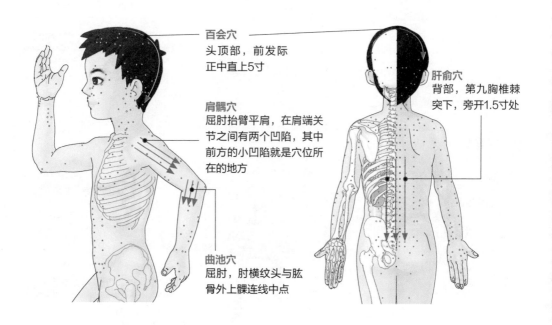

百会穴
头顶部，前发际正中直上5寸

肩髃穴
屈肘抬臂平肩，在肩端关节之间有两个凹陷，其中前方的小凹陷就是穴位所在的地方

曲池穴
屈肘，肘横纹头与肱骨外上髁连线中点

肝俞穴
背部，第九胸椎棘突下，旁开1.5寸处

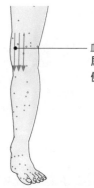

血海穴
屈膝，髌骨内上缘2寸，股四头肌内侧头的隆起处

时间	运板	次数
10~15 分钟	角刮法 面刮法	20~30 次 / 步

湿疹

湿疹是小儿常见皮肤病之一，主要是由湿邪引起，以出现各种疾病的瘙痒性皮疹为特征。主要表现为皮红起疹、瘙痒不休，严重时可发展为脓疱、溃疡。婴儿湿疹见于 6 个月内，且人工喂养的孩子易患此病。

推拿疗法

1. 湿疹的患儿，可分推阴阳 3 分钟，补脾经 2 分钟，逆运内八卦 2 分钟，推揿四横纹 3 分钟，揉小天心 3 分钟，揉外劳宫穴 5 分钟。

2. 揉一窝风穴 5 分钟，清天河水、退六腑各 3 分钟，揉风市穴 2 分钟。上述疗法每日 1 次，3 周为 1 个疗程。

特效穴位

血海穴

属足太阴脾经经脉穴位，屈膝，在大腿内侧，髌底内侧端上 2 寸处，当股四头肌内侧头的隆起处。

父母用拇指垂直按压患儿穴位，每天早晚各 1 次，每次左右脚各按压 3~5 分钟。

阴陵泉穴

属足少阳胆经经脉的穴位，位于膝盖的斜下方，小腿外侧的腓骨小头稍前凹陷中。

父母弯曲拇指，指腹垂直揉按患儿穴位，患儿有酸、胀、痛的感觉，每次左右各揉按 1~3 分钟，先左后右。

三阴交穴

属足太阴脾经经脉的穴位，在小腿内侧，足内踝上缘四指宽，内踝尖正上方胫骨缘后方。

父母以拇指指尖垂直按压患儿穴位，每天早晚各 1 次，每次左右足各按压 1~3 分钟。

推荐食材

白术	绿豆	海带	薏米	扁豆
		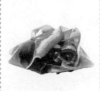	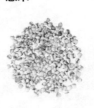	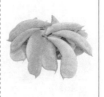

取穴技巧

血海穴

患儿正坐，跷一足置放在另一腿上，父母将一手（拇指除外）四指并拢，小指尖置于患儿膝盖内侧的上角，则食指指腹所在位置即是该穴。

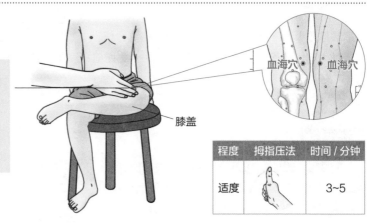

膝盖

程度	拇指压法	时间 / 分钟
适度		3~5

阴陵泉穴

患儿正坐，将一脚跷起，置放于另一腿上。父母用手轻握患儿膝下处，拇指指尖所在的膝下内侧凹陷处即是。

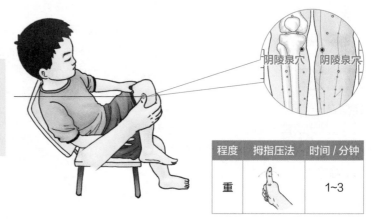

程度	拇指压法	时间 / 分钟
重		1~3

三阴交穴

患儿正坐，抬脚置另一腿上，父母除拇指外的四指并拢伸直，并将小指置于患儿足内踝上缘处，则食指下、内踝尖正上方胫骨边缘后方即是该穴。

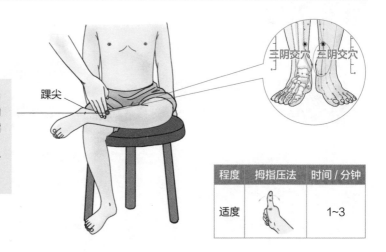

踝尖

程度	拇指压法	时间 / 分钟
适度		1~3

食疗保健

忌食：辛辣刺激性食物、冷饮。

多食：土豆、鸡肉、赤小豆。

注意：哺乳期的妈妈最好尽量给孩子母乳喂养，因为喂养奶粉的孩子患湿疹的概率比较大；同时，在饮食上要多清淡、少荤腥，减少孩子皮肤过敏的概率；孩子患病期间不宜接种牛痘、卡介苗，以免发生不良反应。

刮痧疗法

第一步，用角刮法刮拭肩部的肩髃穴。

第二步，用面刮法刮拭背部的肝俞穴至肾俞穴。

第三步，用平面按揉法刮拭第一、第二掌骨间的合谷穴。

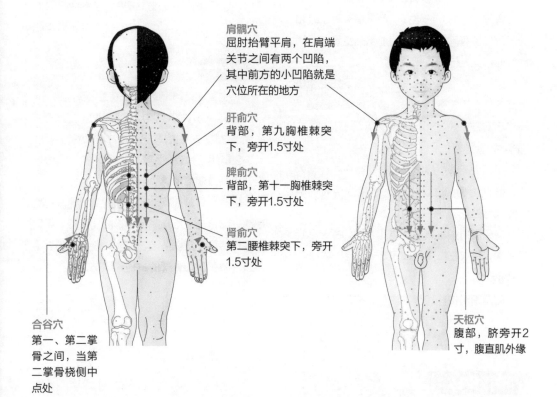

肩髃穴 屈肘抬臂平肩，在肩端关节之间有两个凹陷，其中前方的小凹陷就是穴位所在的地方

肝俞穴 背部，第九胸椎棘突下，旁开1.5寸处

脾俞穴 背部，第十一胸椎棘突下，旁开1.5寸处

肾俞穴 第二腰椎棘突下，旁开1.5寸处

合谷穴 第一、第二掌骨之间，当第二掌骨桡侧中点处

天枢穴 腹部，脐旁开2寸，腹直肌外缘

时间	运板	次数
10~15分钟	角刮法 面刮法 平面按揉法	20~30次/步

丹毒

　　丹毒是儿科中的常见病、多发病，多因血分有热，火毒侵犯肌肤，或皮肤黏膜损伤感染而发病。若兼感湿邪，郁蒸血分，经常复发，缠绵不愈。发于头面上肢者多为热毒，发于下肢者多兼湿热。主要表现为患儿身体局部红肿热痛、疮面有坏死组织，同时伴有恶寒发热、纳差、大便干燥等症状。

特效穴位

太冲穴

　　属足厥阴肝经经脉的穴位，在足背侧，第一跖骨间隙的后方凹陷处。用手指沿第二趾和第三趾的夹缝向上移压，到能够感觉到动脉搏动的时候就是该穴位。

　　父母以食指和中指指尖垂直由下往上揉按患儿穴位，患儿有特殊胀、酸、疼痛的感觉，每次左右各按揉 3~5 分钟，先左后右。

血海穴

　　属足太阴脾经经脉穴位，屈膝，在大腿内侧，髌底内侧端上 2 寸处，当股四头肌内侧头的隆起处。

　　父母用拇指垂直按压患儿穴位，每天早晚各 1 次，每次左右脚各按压 3~5 分钟。

丰隆穴

　　属足阳明胃经经脉的穴位，在足外踝上 8 寸（约在外膝眼与外踝尖连线中点）处，距胫骨前缘二横指。

　　父母以食指、中指、无名指三指的指腹按压（中指用力）患儿穴位，每日早晚各按压 1 次，每次 1~3 分钟。

食疗保健

　　1. 生姜 9 克，蜂蜜少许。将生姜洗净焙干，研成细末，加入蜂蜜调匀，涂擦患处。本方有祛风燥湿之功效，主治风热、湿热之邪发为丹毒。

　　2. 可用金黄散适量、大青叶煎水，调敷患儿患处以清热解毒、消肿止痛。

　　注意：丹毒在婴幼儿时期发病迅速，死亡率高，父母应该给孩子尽早诊断、治疗。平时注意保持孩子皮肤清洁、干燥，避免损伤，更应该注意脐部和臀部的护理，以防止感染。

推荐食材

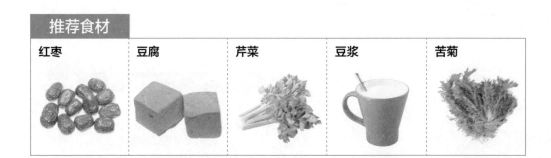

红枣	豆腐	芹菜	豆浆	苦菊

取穴技巧

太冲穴

患儿正坐，垂足，屈左膝，举脚置座椅上，父母手掌朝下，置于患儿脚背，弯曲中指，中指指尖所在的位置即是。

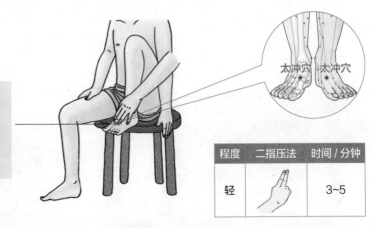

太冲穴　太冲穴

程度	二指压法	时间 / 分钟
轻		3~5

血海穴

患儿正坐，跷一足置放在另一腿上，父母将一手（拇指除外）四指并拢，小指指尖置于患儿膝盖内侧的上角，则食指指腹所在位置即是该穴。

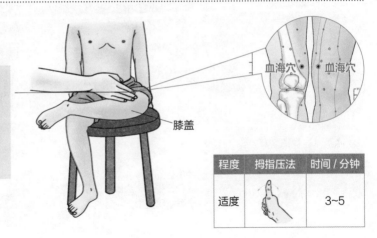

膝盖

血海穴　血海穴

程度	拇指压法	时间 / 分钟
适度		3~5

丰隆穴

患儿正坐，屈膝，垂足，父母一手手指放于患儿腿的侧部，其中中指指腹位于外膝眼到外踝尖连线的中点处，则中指指腹所在位置即是穴位。

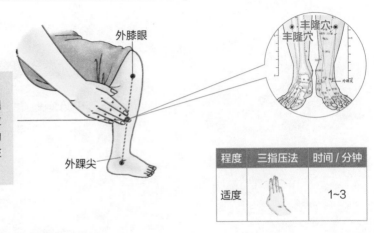

外膝眼

外踝尖

丰隆穴
丰隆穴

程度	三指压法	时间 / 分钟
适度		1~3

刮痧疗法

第一步，用面刮法刮拭前臂阳面的曲池穴，用平面按揉法刮拭合谷穴。

第二步，用面刮法从上而下刮拭腿部内侧的血海穴、阴陵泉穴。

第三步，用面刮法刮拭小腿部的委中穴。

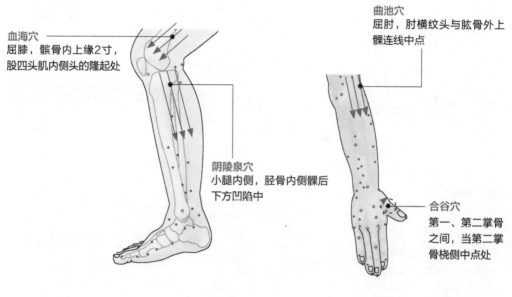

血海穴
屈膝，髌骨内上缘2寸，股四头肌内侧头的隆起处

曲池穴
屈肘，肘横纹头与肱骨外上髁连线中点

阴陵泉穴
小腿内侧，胫骨内侧髁后下方凹陷中

合谷穴
第一、第二掌骨之间，当第二掌骨桡侧中点处

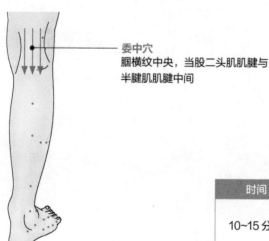

委中穴
腘横纹中央，当股二头肌肌腱与半腱肌肌腱中间

时间	运板	次数
10~15 分钟	平面按揉法 面刮法	20~30 次 / 步

冻疮

冻疮是小儿冬天的常见病，孩子由于对寒冷的气候抵抗力弱，且皮肤娇嫩，因此在冬天易患冻疮，并且在春天天气转暖后才能痊愈。冻疮经常发于手、脚、面颊、耳等暴露在外的部位，初起为局限性蚕豆至指甲盖大小紫红色肿块或硬结，边缘鲜红，中央青紫，触之冰冷，压之褪色，去压后恢复较慢，患儿自觉局部有胀感、皮肤瘙痒，遇热后更甚，严重者可有水疱，破溃后形成溃疡、经久不愈。

特效穴位

合谷穴

属手阳明大肠经经脉上的穴位，当拇指和食指张开时，在第一、第二掌骨间，第二掌骨桡侧的中点，稍微偏向食指处。

父母用手掌轻握患儿拳，以拇指指腹垂直按压穴位，每次按压左右手各 1~3 分钟。

阳池穴

属手少阳三焦经经脉的穴位，在腕背横纹中，当指伸肌腱的尺侧缘凹陷处，前对中指和无名指的指缝。

父母手掌轻握患儿拳，以拇指指腹垂直按压患儿穴位，每次按压左右手各 1~3 分钟。

涌泉穴

属足少阴肾经经脉的穴位，在足底足前部的凹陷处，第二、三趾的趾缝纹头端和足跟连线的前 1/3 与后 2/3 交点处。

父母以拇指指腹由下往上推按患儿穴位，每日早晚、左右足部各推按 1~3 分钟。

注意：父母帮孩子每天在易患冻疮部位轻轻揉擦皮肤至发热，可以促进血液循环，预防冻疮的发生。

推荐食材

羊肉	红枣	生姜	当归	花椒

取穴技巧

合谷穴

患儿手轻握空拳，弯曲拇指与食指，两指指尖轻触、立拳，父母以手掌轻握患儿拳外，以拇指指腹垂直下压处即是。

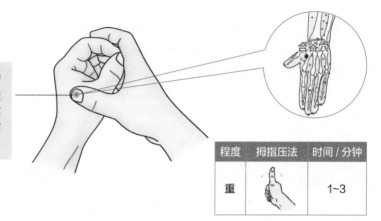

程度	拇指压法	时间 / 分钟
重		1~3

阳池穴

患儿将手掌侧放，父母用一手轻握患儿手掌，弯曲拇指，用指甲垂直下压伸肌腱的尺侧缘凹陷处即是穴位。

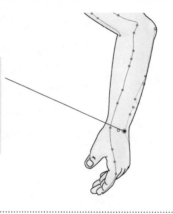

程度	拇指压法	时间 / 分钟
重		1~3

涌泉穴

患儿俯卧，父母用手轻握患儿脚，四指置于足背，弯曲拇指按压足前部凹陷处，第二、第三趾趾缝纹头端与足跟连线的前1/3处即是穴位。

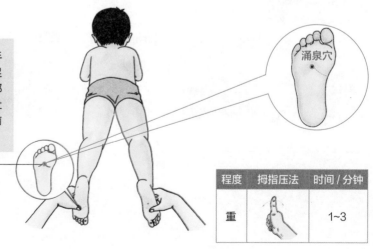

涌泉穴

程度	拇指压法	时间 / 分钟
重		1~3

食疗保健

1. 当归枣：当归 15 克，红枣 10 克，山楂 15 克。将红枣泡发洗净，与当归、山楂一起置入砂锅中，加水煮沸，改小火煮 1 个小时，即成，喝汤吃枣。

2. 白萝卜法：将白萝卜切厚片，煮熟趁热贴敷患处，凉后更换。连敷 3~4 天可愈。

3. 生姜法：生姜剁碎后，将其汁挤出，小火熬制成稠状，每天将稠状液涂于患处。平时，也可以用生姜片涂擦易患冻疮的地方，可以起到预防冻疮的作用。

注意：父母每天用温水浸泡孩子易患冻疮的耳朵、双手、双脚等部位 20 分钟。温水中可以加少量啤酒，可以有效地预防冻疮，这是因为啤酒中含有的维生素 B_1、维生素 B_6 含有抗神经炎及皮肤炎的功效。

刮痧疗法

第一步，用面刮法在手臂从上往下刮拭曲池穴。

第二步，用平面按揉法刮拭小腿一侧的足三里穴。

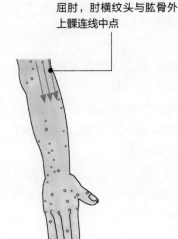

曲池穴
屈肘，肘横纹头与肱骨外上髁连线中点

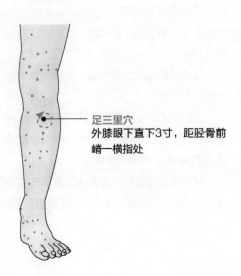

足三里穴
外膝眼下直下3寸，距胫骨前嵴一横指处

时间	运板	次数
10~15 分钟	面刮法 平面按揉法	20~30 次 / 步

食物中毒

小孩由于对食物的辨别能力欠缺，更容易不小心食用含有有毒、有害物质的食物，而出现恶心、呕吐、腹泻等急性胃肠炎症状。这时候，家长千万不要惊慌，除了立即停止食用中毒食物，对症支持治疗，也可以运用刮痧疗法辅助给孩子祛除毒素，让孩子尽早恢复健康。

特效穴位

筑宾穴

属足少阴肾经经脉的穴位，在人体的小腿内侧，当太溪穴和阴谷穴的连线上，太溪穴上3.5寸处，腓肠肌肌腹的内下方。

父母用中指指腹由下往上推按该穴，每日早晚、左右各推按1~3分钟。

肾俞穴

属足太阳膀胱经经脉的穴位，在腰部第二腰椎棘突下，旁开1.5寸处。

父母把食指叠加在中指指背上，一起用力按揉穴位，有刺痛的感觉。每次左右手各揉按3~5分钟，先左后右。

大肠俞穴

属足太阳膀胱经经脉的穴位，在腰部第四腰椎棘突下，旁开1.5寸处。

父母把食指叠加在中指指背上，一起用力按揉穴位，有刺痛的感觉。每次左右手各揉按3~5分钟，先左后右。

食疗保健

食盐解毒：食盐60克，将食盐炒黄，用开水溶化内服，以催吐；也可以用食盐1汤匙，炒后煎汤饮服，或者饮大量浓度为5%的盐水，然后用手指或者羽毛刺激喉咙，促进呕吐。

生姜汤解毒：生姜适量，单用生姜煎服，可解鱼蟹中毒。

食醋解毒：如果是因为吃了变质的鱼、虾、蟹而引起的食物中毒，可以用食醋100毫升，加入200毫升清水，混匀后一次服下。

鲜牛奶解毒：如果是误食了变质的防腐剂或饮料，可以采用灌服鲜牛奶的办法进行解毒。

推荐食材

牛奶	豆浆	鸡蛋	苹果	梨
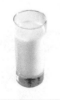				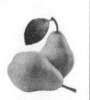

取穴技巧

筑宾穴

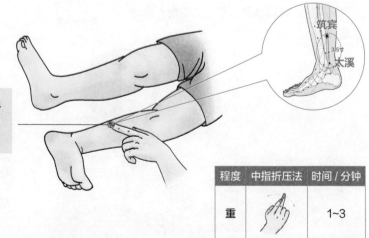

患儿仰卧，父母以手轻握患儿腿，4指放脚背，大拇指指腹所压之处即是。

程度	中指折压法	时间 / 分钟
重		1~3

肾俞穴

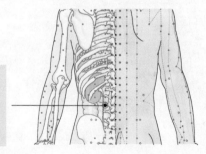

患儿仰卧，父母将食指放于患儿腰部第二腰椎棘突下，旁开1.5寸处穴位即是。

程度	中指折压法	时间 / 分钟
重		3~5

大肠俞穴

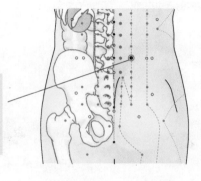

患儿仰卧，父母将食指放于患儿腰部第四腰椎棘突下，旁开1.5寸处穴位即是。

程度	中指折压法	时间 / 分钟
重		3~5

刮痧疗法

第一步，用面刮法刮拭小腿内侧近中央部分的筑宾穴，可以辅助治疗小儿胎毒、药物中毒。

第二步，用面刮法刮拭腰部的肾俞穴，可以辅助治疗因饮水引起的中毒；用同样方法刮拭大肠俞穴，可以辅助治疗因饮食不当引起的食物中毒。

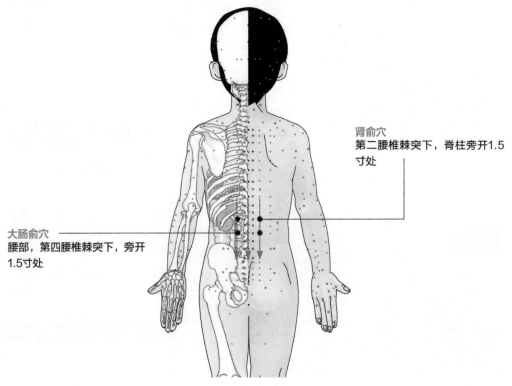

肾俞穴
第二腰椎棘突下，脊柱旁开1.5寸处

大肠俞穴
腰部，第四腰椎棘突下，旁开1.5寸处

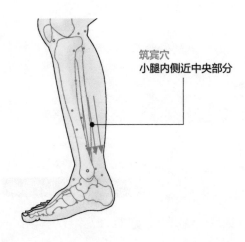

筑宾穴
小腿内侧近中央部分

时间	运板	次数
10~15分钟	面刮法	25~30次／步

晕厥

晕厥是指患儿在很短时间内失去知觉的危急症状，一般会很快恢复，且对孩子的身体健康、智力不会有很大影响。但是若在此期间，父母并不在场，则很有可能导致患儿受到意外伤害。

特效穴位

水沟穴

属督脉的穴位，位于上唇上中部，人中沟的上 1/3 与中 1/3 的交点处，用指压时有强烈的压痛感。

父母弯曲食指，以指尖揉按患儿穴位，患儿有特别刺痛的感觉，每次左右手揉按各 1~3 分钟，先左后右。

关冲穴

属手少阳三焦经经脉的穴位，在无名指末节尺侧，距指甲角 0.1 寸处。

父母弯曲拇指，用指尖下压揉按患儿穴位，每日早晚各 1 次，先左后右揉按，各揉按 1~3 分钟。

厉兑穴

属足阳明胃经经脉的穴位，在第二趾外侧，位于趾甲生长处的边角向第三趾靠近 0.1 寸的地方。

父母以拇指指甲垂直掐按患儿穴位，每日早晚各掐按 1~3 分钟，先左后右。

注意事项

患儿发生晕厥后，要令其平卧，保持头低脚高位，并松开患儿的衣服，打开室内门窗，便于空气流通；随时观察患儿的体温、呼吸、脉搏等情况，并在紧急处理后尽快送往医院治疗。在患儿清醒后，可给患儿服用温糖水或热饮料，适当补充一些能量。

推荐食材

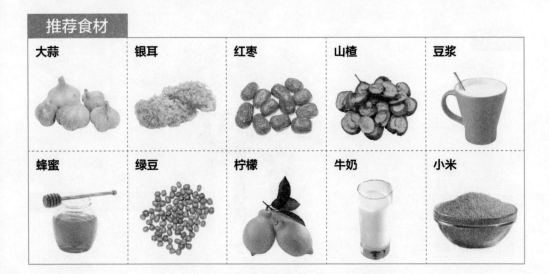

大蒜	银耳	红枣	山楂	豆浆
蜂蜜	绿豆	柠檬	牛奶	小米

取穴技巧

水沟穴

患儿正坐，父母伸手置于患儿面部，五指朝上，弯曲食指置于患儿鼻沟中上部即是。

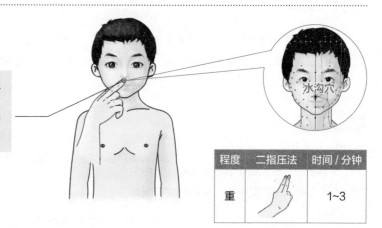

程度	二指压法	时间 / 分钟
重		1~3

关冲穴

患儿正坐，父母握患儿一手，拇指放于无名指末节尺侧即是穴位。

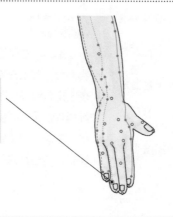

程度	拇指压法	时间 / 分钟
适度		1~3

厉兑穴

患儿正坐屈膝，把脚抬起放在另一腿上。父母将一手四指置于患儿脚底托着，拇指在脚背。弯曲拇指下压，其指甲所在第二趾外侧指甲角处即是。

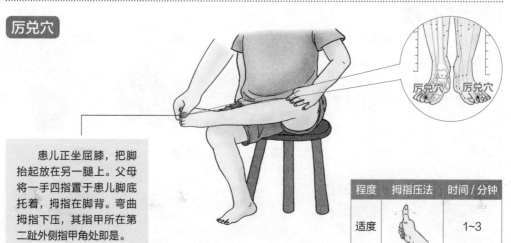

程度	拇指压法	时间 / 分钟
适度		1~3

刮痧疗法

第一步，用点按法刮拭鼻柱下的水沟穴。

第二步，用平面按揉法刮拭手掌骨处的合谷穴。

第三步，用面刮法刮拭中指上的中冲穴。

第四步，用平面按揉法刮拭小腿正前方的足三里穴。

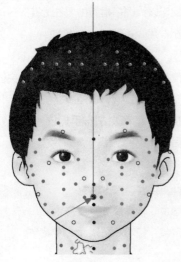

水沟穴
面部，当人中沟的上1/3与中1/3交点处

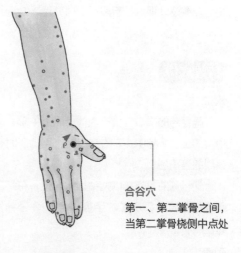

合谷穴
第一、第二掌骨之间，当第二掌骨桡侧中点处

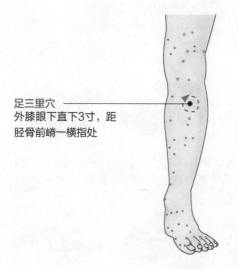

足三里穴
外膝眼下直下3寸，距胫骨前嵴一横指处

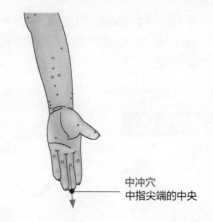

中冲穴
中指尖端的中央

时间	运板	次数
10~15 分钟	面刮法 点按法 平面按揉法	20~30 次 / 步

休克昏迷

休克昏迷是指患儿因外伤、出血、烧烫伤等伤害，或者情绪过度刺激及恐惧而引起的一种血液循环量不足的情况，主要表现为患儿肤色苍白、冰冷，脉搏快而弱，呼吸浅而快，感觉口渴，并可能有呕吐现象，若没有即时处理，会导致意识丧失、体温下降，甚至可能死亡。

特效穴位

水沟穴

属督脉的穴位，位于人体上唇上中部，人中沟的上 1/3 与中 1/3 的交点处，用指压时有强烈的压痛感。

父母弯曲食指，以指尖揉按穴位，有特别刺痛的感觉。每次左右手揉按各 1~3 分钟，先左后右。

涌泉穴

属足少阴肾经经脉的穴位，在足底足前部的凹陷处，第二、三趾的趾缝纹头端和足跟连线的前 1/3 处。

父母以大拇指指腹由下往上推按，每日早晚，左右足心各推按 1~3 分钟。

素髎穴

属督脉的穴位，在面部鼻尖正中央。

父母弯曲食指，以指腹揉按穴位，有特别刺痛的感觉。每次左右手揉按各 1~3 分钟，先左后右。

食疗保健

忌食：辛辣及油腻食物
多食：牛奶、蔬果汁、肉汤

推荐食材

鸡蛋	鱼肉	瘦肉	苹果	鸡肉
鸭肉	橙子	粳米	西红柿	菜花

取穴技巧

水沟穴

患儿正坐，父母伸手置患儿面部，5指朝上，掌心朝内，弯曲食指置于鼻沟中上部即是。

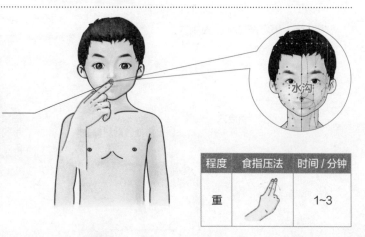

程度	食指压法	时间 / 分钟
重		1~3

涌泉穴

患儿俯卧，父母用手轻握患儿腿，4指置于足背，弯曲大拇指按压处即是穴位。

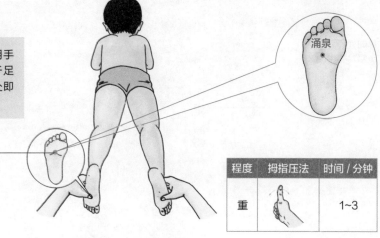

程度	拇指压法	时间 / 分钟
重		1~3

素髎穴

患儿正坐，父母用食指指腹按压面部鼻尖正中央即是穴位。

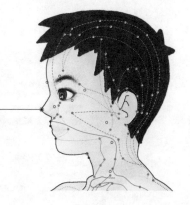

程度	食指压法	时间 / 分钟
重		1~3

刮痧疗法

第一步,用角刮法刮拭头顶部百会穴。

第二步,用点按法按压人中穴。

第三步,用面刮法刮拭小腹中间的神阙穴、关元穴。

第四步,用平面按揉法刮拭足三里穴。

第五步,用面刮法刮拭脚底的涌泉穴。

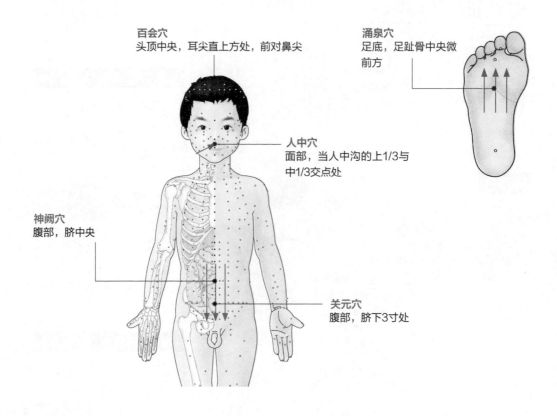

百会穴
头顶中央,耳尖直上方处,前对鼻尖

涌泉穴
足底,足趾骨中央微前方

人中穴
面部,当人中沟的上1/3与中1/3交点处

神阙穴
腹部,脐中央

关元穴
腹部,脐下3寸处

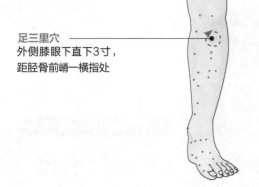

足三里穴
外侧膝眼下直下3寸,距胫骨前嵴一横指处

时间	运板	次数
10~20 分钟	角刮法 点按法 面刮法 平面按揉法	25~30 次 / 步

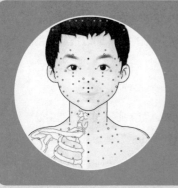

第三章

疏通经络保健康

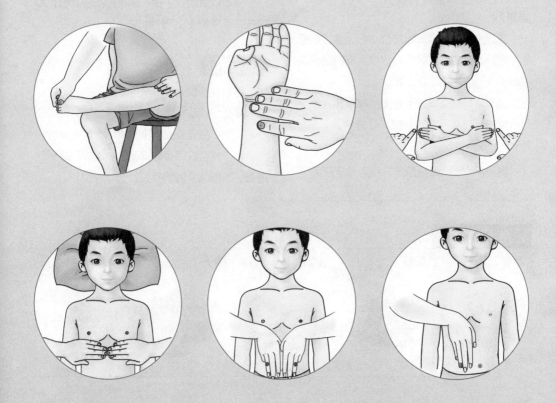

消除疲劳

学龄儿童面临着越来越重的学业负担，学习、生活节奏长期处于紧张状态。长时间坐在教室，肌肉酸痛、四肢乏力、用眼过度、大脑倦怠，导致孩子长期处于疲劳状态。父母要帮助孩子改变不良的学习习惯，同时配合学校，不给孩子过重的学习压力和精神压力，同时以按摩、刮痧等方式辅助，配合饮食疗法，帮助孩子消除疲劳。

特效穴位

劳宫穴

属手厥阴心包经经脉的穴位，位于手掌心，即握拳屈指时，中指指尖所在的部位。

患儿正坐、手平伸，掌心向上，父母以手轻握患儿手，四指置手背，弯曲拇指，用指甲尖垂直掐按患儿穴位。每天早晚，左右各掐按1次，每次1~3分钟，先左后右。

涌泉穴

属足少阴肾经经脉的穴位，在足底足前部的凹陷处，第二、三趾的趾缝纹头端和足跟连线的前1/3与后2/3交点处。

父母以拇指指腹由下往上推按患儿穴位，每日早晚，左右足部各推按1~3分钟。

少府穴

属于手少阴心经经脉的穴位，位于第四、第五掌骨之间，屈指握拳时小指指尖处。

父母以一手四指轻握患儿手背，弯曲拇指，以指尖按压孩子穴位，每日早晚，左右各揉（或掐）按3~5分钟。

飞扬穴

属足太阳膀胱经经脉的穴位，在小腿后面，外踝后，昆仑穴直上7寸，承山穴外下方1寸处。

父母以食指、中指指腹揉按孩子穴位，每次左右各揉按1~3分钟。

食疗保健

忌食：冷饮、辛辣食物。

多食：鸡蛋、水果、动物肝脏。

注意：每天晚上睡觉前半小时喝一杯温热的牛奶，或是饮用少许蜂蜜水，可以很好地促进孩子的睡眠及消除疲劳。

推荐食材

苹果	菠菜	猕猴桃	榛子	牛奶
	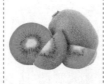		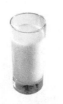	

取穴技巧

劳宫穴

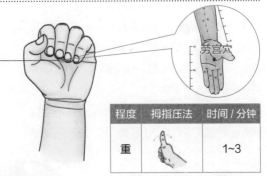

患儿手平伸，微屈约45度，掌心向上，轻握拳，屈向掌心，中指指尖所对应的掌心的位置即是劳宫穴。

程度	拇指压法	时间 / 分钟
重		1~3

涌泉穴

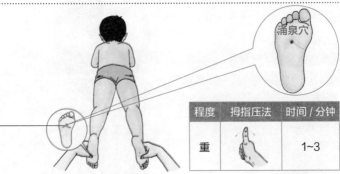

患儿俯卧，父母用手轻握患儿脚，四指置于足背，弯曲拇指按压处即是。

程度	拇指压法	时间 / 分钟
重		1~3

少府穴

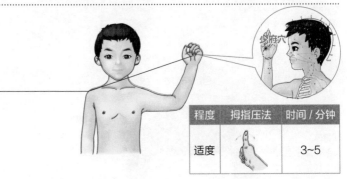

患儿正坐伸手，仰掌，屈肘向上约45度，拇指以外的四指屈向掌中，当小指与无名指指尖中间与感情线交会处即是。

程度	拇指压法	时间 / 分钟
适度		3~5

飞扬穴

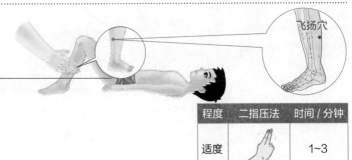

患儿仰卧，双腿趋向自己的身体，父母一手四指（除拇指外）并拢，顺着患儿跟腱外侧的骨头向上摸，小腿肌肉的边缘即是该穴。

程度	二指压法	时间 / 分钟
适度		1~3

刮痧疗法

第一步，眼部：用垂直按揉法刮拭睛明穴 用平面按揉法从内眼角沿上眼眶经攒竹穴、鱼腰穴向外刮至瞳子髎穴，再从内眼角沿下眼眶经承泣穴缓慢向外刮至瞳子髎穴。力度适中且均衡，各5~10次。

第二步，肩颈部：用面刮法从上往下刮拭颈部督脉的风府穴至大椎穴，用双角刮法刮拭两侧膀胱经天柱穴至大杼穴，用单角刮法刮拭双侧风池穴，用面刮法从内向外刮拭肩井穴。

第三步，腰背部：用面刮法刮拭背部督脉大椎穴至至阳穴，膀胱经经大杼穴至膈俞穴。

第四步，腿部：用面刮法从上到下刮拭委中穴、委阳穴。

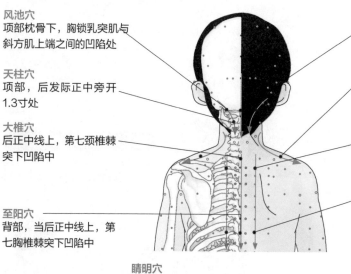

风池穴 项部枕骨下，胸锁乳突肌与斜方肌上端之间的凹陷处

天柱穴 项部，后发际正中旁开1.3寸处

大椎穴 后正中线上，第七颈椎棘突下凹陷中

至阳穴 背部，当后正中线上，第七胸椎棘突下凹陷中

风府穴 顶部，后发际正中上1寸，枕外隆凸直下，两斜方肌之间凹陷处

肩井穴 肩上，前直乳中，当大椎穴与肩峰端连线的中点处

大杼穴 第一胸椎棘突下，旁开1.5寸处

膈俞穴 背部，当后正中线上，第七胸椎棘突下凹陷中

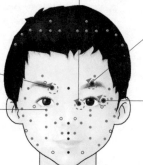

睛明穴 目眦角旁0.1寸处

攒竹穴 头部，眉头凹陷中，眶上切迹处

承泣穴 面部，瞳孔直下，眼球与眶下缘之间

鱼腰穴 额部，瞳孔直上，眉毛中

瞳子髎穴 面部，目外眦旁，当眶外侧缘处

委中穴 腘横纹中央，股二头肌肌腱与半腱肌肌腱中间

委阳穴 腘横纹外侧端，当股二头肌肌腱的内侧

时间	运板	次数
10~15分钟	平面按揉法 垂直按揉法 双角刮法 单角刮法 面刮法	30次/步

改善睡眠

睡眠对孩子的成长发育有着极为重要的作用。睡眠不好不仅会影响孩子的生长发育，还会对其智力发育、身体免疫力产生影响。中医理论认为："阳气尽则卧，阴气尽则寐。"因此，孩子的睡眠不好，多由心火过旺、心肾失和、阴阳失调所致。通过按摩和刮拭头部和足部等身体部位的穴位，可以振奋阳气、滋阴降火、调节阴阳，有效改善孩子的睡眠状况。

特效穴位

涌泉穴

属足少阴肾经经脉的穴位，在足底足前部的凹陷处，第二、三趾的趾缝纹头端和足跟连线的前 1/3 与后 2/3 交点处。

父母以拇指指腹由下往上推按患儿穴位，每日早晚，左右足部各推按 1~3 分钟。

厉兑穴

属足阳明胃经经脉的穴位，在第二趾外侧，位于趾甲生长处的边角向第三趾靠近 0.1 寸的地方。

父母以拇指指甲垂直掐按患儿穴位，每日早晚各掐按 1~3 分钟，先左后右。

百会穴

属督脉的穴位，位于头部，在头顶正中线与两耳尖端连线的交点处。

父母将左手中指按压在患儿穴位上，右手中指按在左手中指指甲上，双手中指交叠，同时向下用力揉按穴位，患儿有酸胀、刺痛的感觉。每次各揉按 1~3 分钟。

食疗保健

1. 睡前饮一杯热牛奶，可以帮助孩子镇定精神，促进睡眠。

2. 将鲜橘皮或梨皮、香蕉皮 50~100 克，放入一个不封口的小袋内。晚上睡前把它放在枕边，可以帮助孩子睡眠。

注意：父母要帮助孩子养成良好的作息规律，形成睡眠生物钟；睡前不让孩子受到过多刺激，让孩子可以安静进入睡眠状态。

此外，饮食习惯对改善睡眠也很重要。父母要保证孩子晚餐不要吃得过饱，也不要吃完立即就睡，晚餐时间最好安排在睡前 4~5 个小时。

推荐食材

核桃	红枣	小麦	桑葚	莲子

取穴技巧

涌泉穴

患儿俯卧，父母用手轻握患儿脚，四指置于足背，弯曲拇指按压足前部凹陷处，第二、第三趾趾缝纹头端与足跟连线的前1/3处即是穴位。

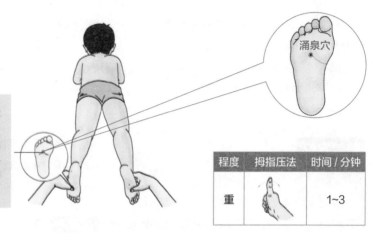

程度	拇指压法	时间 / 分钟
重		1~3

厉兑穴

患儿正坐屈膝，把脚抬起放在另一腿上。父母将一手四指置于患儿脚底托着，拇指在脚背。弯曲拇指下压，其指甲所在第二趾外侧指甲角处即是。

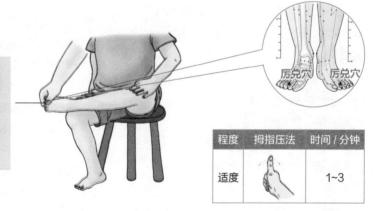

程度	拇指压法	时间 / 分钟
适度		1~3

百会穴

患儿背坐，父母举双手，虎口张开，用拇指指根碰触患儿耳尖。双手中指在头顶正中相碰触所在处即是穴位。

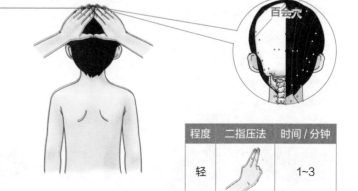

程度	二指压法	时间 / 分钟
轻		1~3

刮痧疗法

第一步，用角刮法刮拭督脉的百会穴。

第二步，用单角刮法刮拭头部的安眠穴。

第三步，用面刮法刮拭脚底部的涌泉穴。

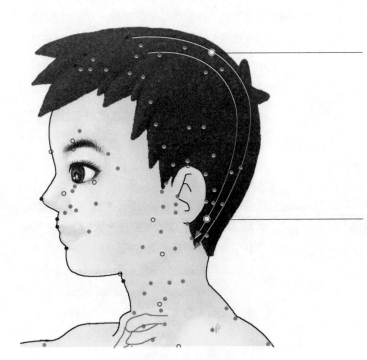

百会穴
头顶部，前发际正中直上5寸

安眠穴
项部，翳风穴与风池穴连线的
中点处

涌泉穴
足底，卷足时，足底第2、
第3跖趾缝纹头端与足跟连
线前1/3与后2/3交点上

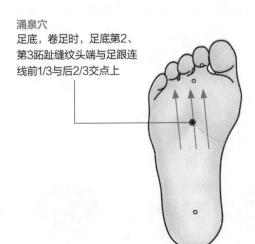

时间	运板	次数
10~15分钟	角刮法 面刮法	30次/步

安神定志

小儿时期的生理特点是机体柔嫩、气血未充、经脉未盛、神识未发、精气未足，对于外界事物的刺激反应非常敏感，易受惊吓，严重时甚至导致惊厥，在患病期间更是如此。通过推拿穴位和刮痧的安神保健法，可以帮助孩子培补元气、柔肝息风、安神宁心，增强孩子适应外部环境的能力，保护孩子的身心健康。

推拿疗法

1. 清肝经、补肝经各 5 分钟，按揉小天心 100 次，清天河水 5 分钟，按揉患儿 10 指螺纹面 2 分钟。

2. 按揉大椎穴向下沿督脉按揉，同时按揉太阳经的心俞穴、膈俞穴、肝俞穴、胆俞穴、肾俞穴等穴，直至尾骨端，一般 2~3 分钟。

特效穴位

神门穴

属于手少阴心经经脉的穴位，位于手腕关节的手掌尺侧，尺侧腕屈肌腱的桡侧凹陷处。

父母弯曲拇指，以指甲尖垂直掐按孩子穴位，每日早晚，左右手各掐按 3~5 分钟，先左后右。

小海穴

属手太阳小肠经经脉的穴位，在肘内侧，当尺骨鹰嘴与肱骨内上髁之间的凹陷处。

父母以拇指指腹垂直揉按孩子穴位，每次左右各揉按 1~3 分钟。

内关穴

属手厥阴心包经经脉的穴位，在前臂掌侧，从近手腕横皱纹的中央往上大约 2 寸，掌长肌腱与桡侧腕屈肌腱之间。

父母用拇指指尖或指甲尖垂直掐按孩子穴位，孩子有特别酸、胀、微痛的感觉，每天早晚，左右各掐按 1~3 分钟，先左后右。

劳宫穴

属手厥阴心包经经脉的穴位，位于手掌心，即握拳屈指时，中指指尖所在的部位。

患儿正坐、手平伸，掌心向上，父母以手轻握患儿手，四指置手背，弯曲拇指，用指甲尖垂直掐按患儿穴位。每天早晚，左右各掐按 1 次，每次 1~3 分钟，先左后右。

推荐食材

红枣	桂圆	莲子	核桃	五味子

取穴技巧

神门穴

　　患儿正坐，伸手、仰掌，屈肘向上约 45 度，在无名指与小指掌侧向外方，父母用另一手四指握住患儿手腕，弯曲拇指，指甲尖所到的豆骨下、尺骨端凹陷处即是。

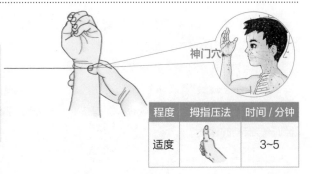

神门穴

程度	拇指压法	时间 / 分钟
适度		3~5

小海穴

　　患儿伸臂，屈肘向头，上臂与前臂约呈 90 度。父母一手轻握患儿肘尖，拇指指腹所在的两骨（尺骨鹰嘴与肱骨内上髁）间即是该穴。

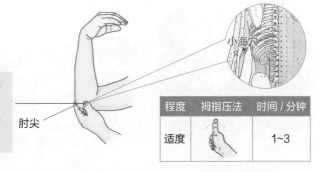

肘尖

小海穴

程度	拇指压法	时间 / 分钟
适度		1~3

内关穴

　　父母将一手中间 3 个手指头并拢，无名指放在患儿手腕横纹上，这时食指和患儿手腕交叉的中点，就是内关穴。

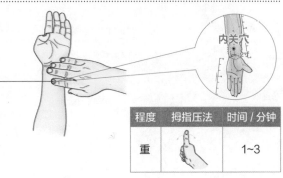

内关穴

程度	拇指压法	时间 / 分钟
重		1~3

劳宫穴

　　患儿手平伸，微屈约 45 度，掌心向上，轻握拳，屈向掌心，中指指尖所对应的掌心的位置即是劳宫穴。

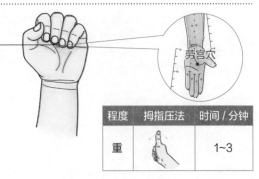

劳宫穴

程度	拇指压法	时间 / 分钟
重		1~3

食疗保健

多食：菠菜、胡萝卜、小米、土豆。

小米枣仁粥：小米 100 克，红枣末 15 克，蜂蜜 30 克。将小米煮粥，熟后加入红枣末，搅匀，食用时加蜂蜜调味。每日 2 次。

注意：孩子在受到惊吓时，父母要引导孩子多做几个深呼吸，可以有效缓解心率过快，起到宁心安神的作用。

刮痧疗法

第一步，用面刮法刮拭背部的心俞穴和神堂穴。

第二步，用单角刮法刮拭胸部正中膻中穴至巨阙穴。

第三步，用面刮法从上到下刮拭上肢尺泽穴、曲泽穴、少海穴、内关穴。

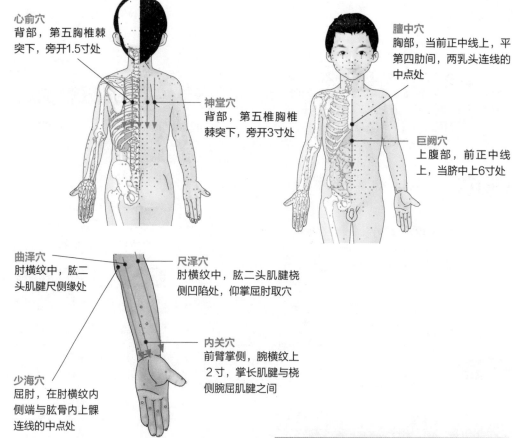

心俞穴
背部，第五胸椎棘突下，旁开1.5寸处

神堂穴
背部，第五椎胸椎棘突下，旁开3寸处

膻中穴
胸部，当前正中线上，平第四肋间，两乳头连线的中点处

巨阙穴
上腹部，前正中线上，当脐中上6寸处

曲泽穴
肘横纹中，肱二头肌腱尺侧缘处

尺泽穴
肘横纹中，肱二头肌腱桡侧凹陷处，仰掌屈肘取穴

内关穴
前臂掌侧，腕横纹上2寸，掌长肌腱与桡侧腕屈肌腱之间

少海穴
屈肘，在肘横纹内侧端与肱骨内上髁连线的中点处

时间	运板	次数
10~15分钟	面刮法 单角刮法	30次/步

健脑益智

孩子出生后 1~3 年是大脑发育的黄金时期，这一阶段大脑皮层发育迅速，因此 1~3 岁是开发孩子智力的黄金时期，且越早开发越好。要帮助孩子变聪明，既需要合理的饮食搭配，还可通过推拿、刮痧的保健法，全面开发孩子的智力。

推拿疗法

1. 孩子俯卧，父母用双手大鱼际上下擦脊柱，以发热为度，点揉肝俞穴、脾俞穴、肾俞穴各 1 分钟。

2. 孩子仰卧，推坎宫数次，按揉太阳穴、头维穴、百会穴、四神聪穴、风池穴、强间穴、天柱穴各半分钟。

3. 孩子坐位，父母搓揉孩子枕后，以温热为度，拿揉肩部，按揉风府穴、肩井穴、合谷穴、后溪穴各 1 分钟。

4. 按揉二人上马穴 30 分钟，每日 1~2 次，可长期坚持。

特效穴位

百会穴

属督脉的穴位，位于头部，在头顶正中线与两耳尖端连线的交点处。

父母将左手中指按压在孩子穴位上，右手中指按在左手中指指甲上，双手中指交叠，同时向下用力揉按穴位，孩子有酸胀、刺痛的感觉。每次各揉按 1~3 分钟。

四神聪穴

属经外穴位，在头顶部，百会穴前后左右各 1 寸处，共 4 穴。

父母用中指和食指指腹先逐一揉按左右四神聪穴，再逐一揉按前后四神聪穴，每次各揉按 1~3 分钟。

三阴交穴

属足太阴脾经经脉的穴位，在小腿内侧，足内踝上缘四指宽，内踝尖正上方胫骨缘后方。

父母以拇指指尖垂直按压孩子穴位，每天早晚各 1 次，每次左右足各按压 1~3 分钟。

身柱穴

属督脉的穴位，在后背部，当后正中线上，第三胸椎棘突下凹陷处。

父母把食指叠加在中指指背上，一起用力揉按穴位，孩子有刺痛的感觉。每次左右手各揉按 3~5 分钟，先左后右。

食疗保健

多食：蔬菜、鱼、鸡蛋、豆制品、核桃、水果

猪肝泥：鲜猪肝 100 克，去筋膜，洗净，放入锅内煮熟，然后切成小块，并剁成泥状；加入温开水调节干稠度，可喂 7 个月以上的孩子。

注意：除了在饮食方面，父母还要帮助孩子养成良好的作息习惯，并为孩子创造一个安全、健康的生活环境，避免孩子成为家庭装修污染、吸二手烟的受害者。

取穴技巧

百会穴

患儿背坐，父母举双手，虎口张开，用拇指指根碰触患儿耳尖。双手中指在头顶正中相碰触所在处即是穴位。

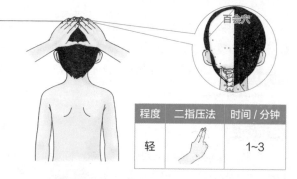

程度	二指压法	时间 / 分钟
轻		1~3

四神聪穴

患儿正坐，父母在患儿头顶部百会穴前后左右各1寸处取穴，共4个穴位。

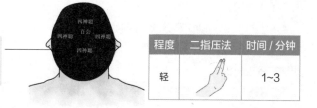

程度	二指压法	时间 / 分钟
轻		1~3

三阴交穴

患儿正坐，抬脚置另一腿上，父母除拇指外的四指并拢伸直，并将小指置于患儿足内踝上缘处，则食指下、内踝尖正上方胫骨边缘后方即是该穴。

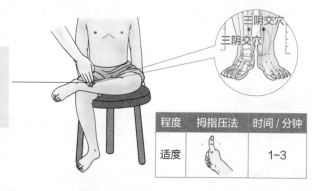

程度	拇指压法	时间 / 分钟
适度		1~3

身柱穴

患儿背坐或俯卧，父母放手在患儿背后正中线，第三胸椎棘突下凹陷中，中指所在位置即是。

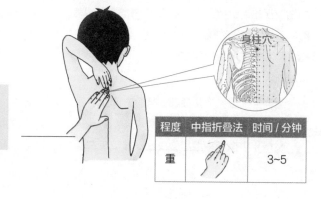

程度	中指折叠法	时间 / 分钟
重		3~5

刮痧疗法

第一步，用角刮法刮拭百会穴、神庭穴和脑户穴。

第二步，用面刮法从上而下刮拭足三里穴、阳陵泉穴、太溪穴。

第三步，用面刮法刮拭涌泉穴。

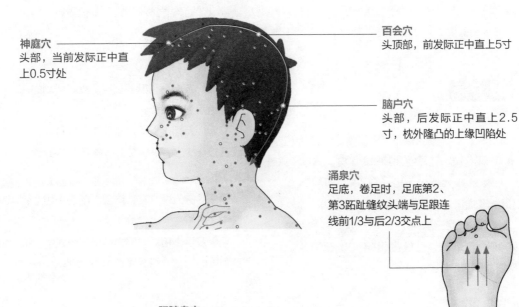

神庭穴
头部，当前发际正中直上0.5寸处

百会穴
头顶部，前发际正中直上5寸

脑户穴
头部，后发际正中直上2.5寸，枕外隆凸的上缘凹陷处

涌泉穴
足底，卷足时，足底第2、第3跖趾缝纹头端与足跟连线前1/3与后2/3交点上

阳陵泉穴
小腿外侧，当腓骨小头前下方凹陷处

太溪穴
足内侧，内踝后方，当内踝尖与跟腱之间的凹陷处

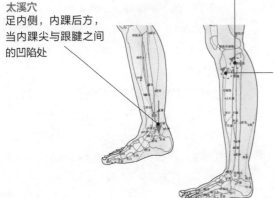

足三里穴
外膝眼下直下3寸，距胫骨前嵴一横指处

时间	运板	次数
10~15分钟	角刮法 面刮法	30次/步

231

开胃消食

脾胃功能的健康对孩子的生长发育十分重要。一方面，小儿生长发育所需的营养物质都需要脾胃转化；另一方面，小儿的脾胃功能负担较重，一旦喂养不当，就会造成脾胃功能失调，甚至导致脾胃病的发生。父母为孩子适当进行推拿和刮痧，可以帮助孩子健脾和胃、调理胃肠功能，增进孩子的食欲，让孩子爱吃饭、吃得香，不生胃肠病。

推拿疗法

1. 运内八卦 100~300 次，推脾经 300~500 次，推大肠 300~500 次，揉板门 300~500 次，推胃经 300~500 次。

2. 分推大横纹 100~300 次，运水入土 100~300 次，揉外劳宫穴 100~300 次。

3. 按揉足三里穴 100~300 次，按揉涌泉穴 100~300 次，分推腹阴阳 100~300 次，揉脐 100~300 次。

特效穴位

内庭穴

属足阳明胃经经脉的穴位，在足第二趾与第三趾之间，脚叉缝尽处的凹陷中。

父母弯曲拇指，用指尖下压揉按患儿穴位，每天早晚各 1 次，按先左后右的顺序，各揉按 1~3 分钟。

神阙穴

属任脉的穴位，位于腹中部，肚脐中央。

父母用左手掌心对准肚脐，覆盖在肚脐上，右手手掌覆盖于左手掌背，双手手掌同时用力揉按孩子穴位，孩子有酸痛感，每次左右手在下互换，各揉按 1~3 分钟。

太白穴

属足太阴脾经经脉穴位，位于足内侧缘，当第一趾跖关节后下方赤白肉际处，即脚的内侧缘靠近足第一趾处。

父母以拇指指腹垂直按压孩子穴位，每日早晚各按压 1 次，每次左右各按压 1~3 分钟。

上脘穴

属任脉的穴位，在上腹部，前正中线上，当脐中上 5 寸处。

父母双手中指同时用力揉按孩子穴位，孩子有刺痛的感觉，每次揉按 1~3 分钟。

食疗保健

多食：酸枣、莲藕、山楂。

小米粥：小米 50 克，鸡蛋 1 个，红糖适量。小米熬煮取汁，加入鸡蛋稍煮，然后放入红糖调味即可。

糖水山楂：取适量山楂洗净、去核，放入容器中，加入开水，开水量以没过山楂为宜。盖好盖后放入微波炉，5 分钟后放入适量白糖，再放入微波炉 5 分钟。取出，待凉后放入少许蜂蜜即可食用。

注意：脾胃功能不好的孩子，父母要尽量让孩子少食多餐，多吃软食，忌食生冷、酸辣和硬质食物，忌暴饮暴食。

取穴技巧

内庭穴

患儿正坐屈膝,把一脚抬起,放另一腿上,父母用一手四指置患儿脚掌底托着,拇指在脚背,并置于第二趾与第三趾之间,脚叉缝尽处的凹陷中即是。

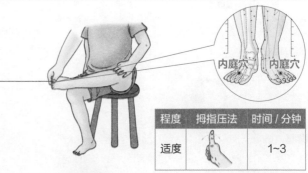

程度	拇指压法	时间 / 分钟
适度		1~3

神阙穴

患儿仰卧,在肚脐正中取穴即可。

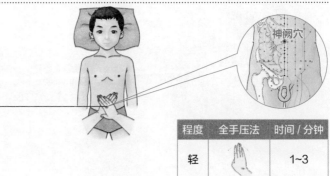

程度	全手压法	时间 / 分钟
轻		1~3

太白穴

患儿仰卧,父母以一手的拇指按患儿脚的内侧缘、靠近足第一趾的凹陷处即是。

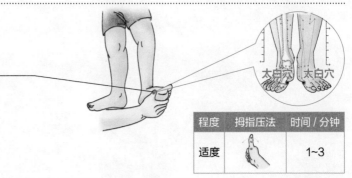

程度	拇指压法	时间 / 分钟
适度		1~3

上脘穴

患儿仰卧,父母伸双手放于患儿胸部正下方,手掌放松,约成瓢状,掌心向下,中指指尖想触碰的位置即是。

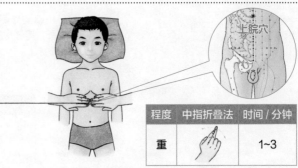

程度	中指折叠法	时间 / 分钟
重		1~3

刮痧疗法

第一步，用面刮法刮拭膀胱经的脾俞穴至胃仓穴。

第二步，用面刮法刮拭胸腹部的中脘穴和章门穴。

第三步，用面刮法刮拭足三里穴、丰隆穴、阴陵泉穴、三阴交穴。

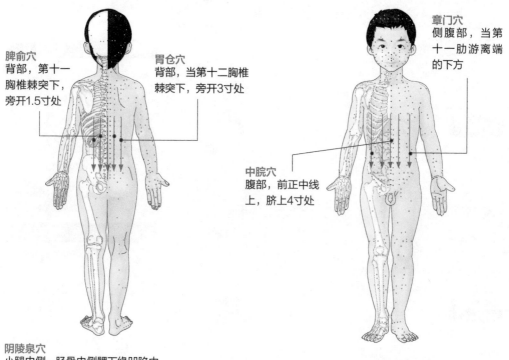

脾俞穴
背部，第十一
胸椎棘突下，
旁开1.5寸处

胃仓穴
背部，当第十二胸椎
棘突下，旁开3寸处

章门穴
侧腹部，当第
十一肋游离端
的下方

中脘穴
腹部，前正中线
上，脐上4寸处

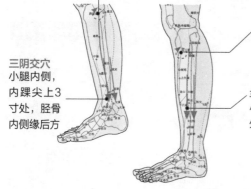

阴陵泉穴
小腿内侧，胫骨内侧髁下缘凹陷中

三阴交穴
小腿内侧，
内踝尖上3
寸处，胫骨
内侧缘后方

足三里穴
外膝眼下直下3寸，距胫骨前嵴一横指处

丰隆穴
小腿前外侧，当外踝尖上8寸，条口穴
外，距胫骨前缘二横指处

时间	运板	次数
10~15分钟	面刮法	30次/步

减肥瘦身

随着生活水平的提高，小儿肥胖正逐渐成为父母们的烦恼。医学上将体重超过同龄儿童 20% 以上的病症，称为"小儿肥胖症"。肥胖不仅影响了孩子的正常生活，同时对他们未来的身心健康也极为不利。除了通过控制饮食帮助孩子减肥外，适量的运动锻炼和按摩、刮痧方法也可以帮助孩子减肥瘦身。

推拿疗法

1. 顺时针摩腹 5~10 分钟。
2. 按揉足三里穴 30 次。
3. 按揉脾俞穴、胃俞穴各 30 次。
4. 按揉腰眼 30 次。

特效穴位

滑肉门穴

属足阳明胃经经脉的穴位，位于上腹部，在肚脐上方 1 寸处，距前正中线 2 寸。

父母以食指、中指、无名指三指指腹垂直下按孩子穴位，再向外拉，用力揉按，每日早晚各 1 次，每次各揉按 1~3 分钟。

消泺穴

属手少阳三焦经经脉的穴位，在臂外侧，当清冷渊穴与臑会穴连线中点处。

患儿双手交叉，一手掌心置于另一手手臂上，父母食指向患儿消泺穴施加压力，一压一松，每次 3~5 分钟，每日早晚各 1 次。

天枢穴

属足阳明胃经经脉的穴位，在中腹部，肚脐左右两侧三指宽处。

父母双手掌心向下，以食指、中指、无名指 3 个手指头垂直下按并向外揉压孩子穴位，施力点在中指指腹，每天早晚各按 1 次，每次揉按 1~3 分钟。

中脘穴

属任脉的穴位，在上腹部，前正中线上，当脐中上 4 寸。

父母双手中指同时用力揉按孩子穴位，孩子有刺痛的感觉，每次揉按各 1~3 分钟，先左上右下，后右上左下。

推荐食材

紫菜	香蕉	苹果	木瓜	魔芋

取穴技巧

滑肉门穴

患儿仰卧，父母拇指与小指弯曲，中间三指伸直并拢，手指朝下，以食指第一关节贴于患儿肚脐之上，则无名指第二关节所在位置即是该穴。

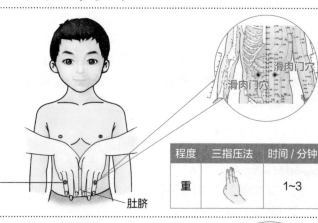

肚脐

程度	三指压法	时间 / 分钟
重		1~3

消泺穴

患儿正立，先用左手手掌置于右手臂中间位置，再将右手掌置于左手臂中间位置，左右手四指向手臂施加压力，中指所在的位置即是。

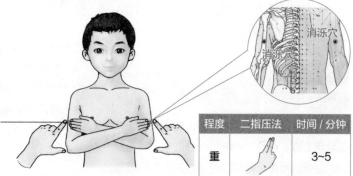

程度	二指压法	时间 / 分钟
重		3~5

天枢穴

患儿仰卧或正坐，父母手背向上，五指并拢，以食指指腹贴于患儿肚脐，无名指所在的位置即是。

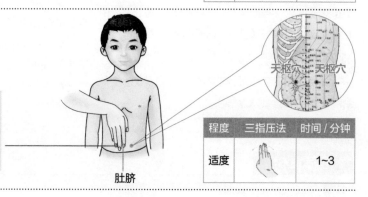

肚脐

程度	三指压法	时间 / 分钟
适度		1~3

中脘穴

患儿正坐，父母伸双手向患儿腹部，掌心向里，中指指尖放在脐中上约4寸处即是。

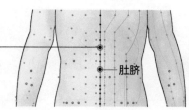

肚脐

程度	中指折叠法	时间 / 分钟
重		1~3

食疗保健

忌食：巧克力、油炸食物、奶油类食品。

多食：蔬菜、水果、鱼、豆制品。

注意：小儿肥胖多属于单纯性肥胖，只要坚持参加体育锻炼，合理控制饮食，就可以一步步减肥成功。同时，孩子减肥不宜吃减肥药，以免引起其他疾病。

刮痧疗法

第一步，用面刮法刮拭肺俞穴、脾俞穴和肾俞穴。

第二步，用面刮法刮拭膻中穴、中脘穴、关元穴。

第三步，用平面按揉法刮拭丰隆穴、三阴交穴。

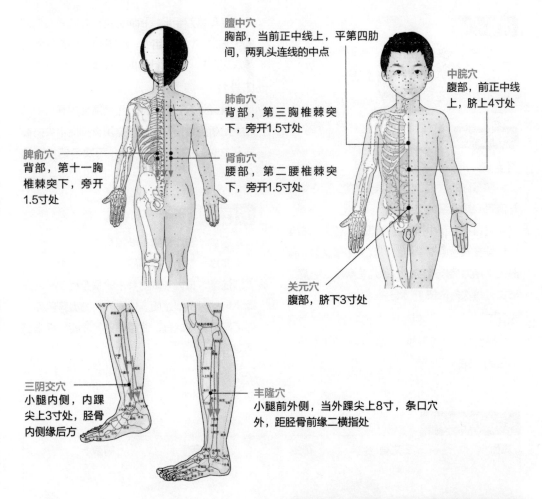

膻中穴
胸部，当前正中线上，平第四肋间，两乳头连线的中点

肺俞穴
背部，第三胸椎棘突下，旁开1.5寸处

脾俞穴
背部，第十一胸椎棘突下，旁开1.5寸处

肾俞穴
腰部，第二腰椎棘突下，旁开1.5寸处

中脘穴
腹部，前正中线上，脐上4寸处

关元穴
腹部，脐下3寸处

三阴交穴
小腿内侧，内踝尖上3寸处，胫骨内侧缘后方

丰隆穴
小腿前外侧，当外踝尖上8寸，条口穴外，距胫骨前缘二横指处

时间	运板	次数
10~15分钟	面刮法 平面按揉法	30次/步

考前保健

学龄时期的孩子面临各种大大小小的考试，特别是中考、高考等尤其决定孩子未来的重大考试，更是非常重要。如何让孩子以平常心面对考试，缓解考试带来的紧张情绪，保证知识水平正常发挥，是所有父母都十分关心的。在考试之前，为孩子适当进行推拿按摩和刮痧，有助于孩子缓解疲劳、减轻压力、提神醒脑。

推拿疗法

1. 按揉太阳穴、攒竹穴、睛明穴各 1 分钟。
2. 拿肩井穴、天宗穴各 1 分钟。
3. 按揉足三里穴 1 分钟。

特效穴位

百会穴

属督脉的穴位，位于头部，在头顶正中线与两耳尖端连线的交点处。

父母将左手中指按压在患儿穴位上，右手中指按在左手中指指甲上，双手中指交叠，同时向下用力揉按穴位，令患儿有酸胀、刺痛的感觉。每次各揉按 1~3 分钟。

太阳穴

属经外穴，在颞部，当眉梢与目外眦之间，向后约一横指凹陷处。

父母将双手拇指指腹分别按在孩子头两侧的太阳穴上，稍微用力，令孩子有微痛的感觉，每次顺时针、逆时针方向各按揉 10~20 次。

印堂穴

属经外穴，在额部，当两眉头中间。

父母用食指指腹按揉或用食指指甲尖掐按孩子穴位，先左手后右手，每次各掐按 1~3 分钟。

食疗保健

忌食：油炸食物、辛辣食物。

多食：牛奶、豆制品、蔬菜、水果。

注意：重大考试对考生的重要程度不言而喻，但父母不要过度迷信安神补脑类营养品，保证孩子合理饮食，注意休息，才能以平常心面对考试。

推荐食材

鸡蛋	三文鱼	花生	香菇	胡萝卜
		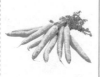		

取穴技巧

百会穴

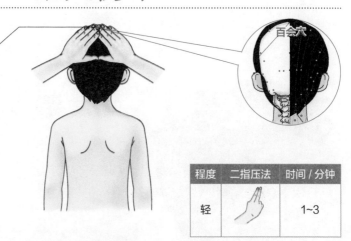

患儿背坐，父母举双手，虎口张开，用拇指指根碰触患儿耳尖。双手中指在头顶正中相碰触所在处即是穴位。

程度	二指压法	时间 / 分钟
轻		1~3

太阳穴

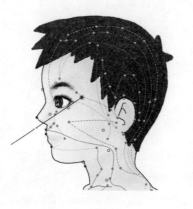

患儿正坐，父母举双手，拇指放在患儿眉梢至耳朵之间约 1/3 处，拇指指腹处在的凹陷处即是该穴。

程度	拇指压法	次数
适度		10~20

印堂穴

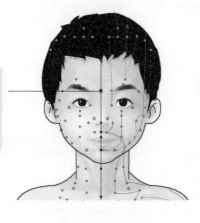

患儿正坐或仰卧，父母举一手，将食指指腹放于患儿两眉头连线与前正中线之交点处即是该穴。

程度	二指压法	时间 / 分钟
适度		1~3

刮痧疗法

第一步，用角刮法刮拭百会穴。

第二步，用平面按揉法刮拭手腕处的内关穴和手掌处的劳宫穴。

第三步，用面刮法刮拭足底的涌泉穴。

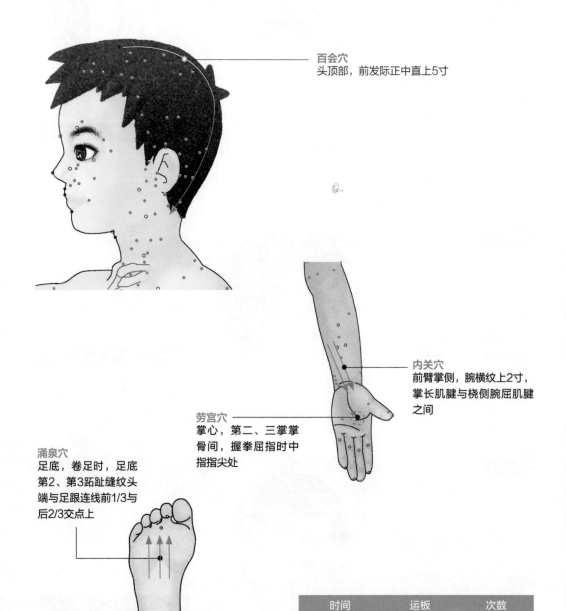

百会穴
头顶部，前发际正中直上5寸

内关穴
前臂掌侧，腕横纹上2寸，掌长肌腱与桡侧腕屈肌腱之间

劳宫穴
掌心，第二、三掌掌骨间，握拳屈指时中指指尖处

涌泉穴
足底，卷足时，足底第2、第3跖趾缝纹头端与足跟连线前1/3与后2/3交点上

时间	运板	次数
10~15分钟	平面按揉法 角刮法 面刮法	25~30次/步